W0259203

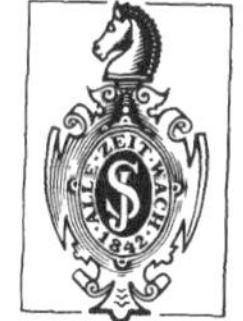

Rezidivierende nicht-obstruktive Harnwegsinfektionen bei Kindern

Herausgegeben von H. Olbing

Mit einem Vorwort von J. Winberg

Mit Beiträgen von H. J. Bachmann, S. L. Bahna, J. Bjure, E. Brunier, R. Busch, I. Claësson, A. Fasth, L. A. Hanson, B. Jacobsson, U. Jodal, B. Kaijser, M. W. Köllermann, P. Larsson, U. Lindberg, I. Mattsby Baltzer, T. Miller, E. Oberhausen, H. Olbing, S. Olling, H. Peterson, S. Phillips, H. Scherf, J. Schmeck, H. Schulte-Wissermann, J. M. Smellie, A. Sohl Åkerlund, E. Stewart, C. Svanborg Edén, J. Winberg

Mit 24 Abbildungen und 40 Tabellen

Springer-Verlag Berlin Heidelberg New York 1980

Professor Dr. Hermann Olbing
Universitätsklinikum Essen
Kinder- und Poliklinik
Hufelandstraße 55
4300 Essen

ISBN-13:978-3-540-09873-7 e-ISBN-13:978-3-642-67560-7
DOI: 10.1007/978-3-642-67560-7

CIP-Kurztitelaufnahme der Deutschen Bibliothek.
Rezidivierende nicht-obstruktive Harnwegsinfektionen bei Kindern / hrsg. von H. Olbing. Mit Beitr. von H. J. Bachmann ... – Berlin, Heidelberg, New York: Springer, 1980.
ISBN-13:978-3-540-09873-7 (Berlin, Heidelberg, New York)

NE: Olbing, Hermann [Hrsg.]; Bachmann, Hannsjörg [Mitarb.]

2121/3321–543210

Herrn Professor Dr. P. Mellin zum 60. Geburtstag

Inhaltsverzeichnis

Antibiotische Therapie und Prophylaxe

Immunologische Grundlagen

Autorenverzeichnis

Dr. med. H. J. Bachmann, Oberarzt, Universitätskinderklinik, Hufelandstr. 55, 4300 Essen

Dr. Sami L. Bahna, Assistant Professor of Pediatrics, Louisiana State, University Medical Center New Orleans, 1542 Tulane Avenue, Louisiana 70112, U.S.A.

Dr. I. Claësson, Department of Pediatric Radiology, Children's Hospital, Östra Sjukhuset, S-416 85 Gothenburg, Sweden

Dr. L. A. Hanson, Department of Immunology, Institute of Medical Microbiology and Department of Pediatrics, University Göteborg, Göteborg, Sweden

Dr. U. Jodal, Östra Sjukhuset, Barn Med. Klin. Njurmott Sjukvardsförvaldingen I, Göteborg, Sweden

Priv.-Doz. Dr. M. W. Köllermann, Universitätskrankenhaus Eppendorf, Urologische Klinik, Martinistr. 52, 2000 Hamburg 25

Dr. Th. Miller, Department of Medicine, Auckland Hospital, Park Road, Auckland 3, New Zealand

Prof. Dr. Dr. E. Oberhausen, Universitätskliniken im Landeskrankenhaus, Abteilung für Nuklearmedizin der Radiologischen Klinik, 6650 Homburg (Saar)

Prof. Dr. H. Olbing, Direktor der Abteilung für Kindernephrologie, Universitätskinderklinik, Hufelandstr. 55, 4300 Essen

Prof. Dr. H. Schulte-Wissermann, Universitäts-Kinderklinik, Langenbeckstr. 1, 6500 Mainz

Dr. J. M. Smellie, University College, Hospital Paediatric Department, Huntley Street, London WCIE 6 AU, England

Vorwort

Dieses Buch hat sowohl einen soliden Rumpf als auch beschwingte Flügel. Gesichertes klinisches Wissen ist mit letzten wissenschaftlichen Erkenntnissen zu einer außerordentlich anregenden Lektüre für den Kinderarzt sowohl als auch für den Urologen, den Radiologen und den Mikrobiologen gemischt. Das Buch gibt praktische, klinische Information, bringt uns in die Werkstatt des Wissenschaftlers und lädt ein zum Nachdenken.

Infektionen der Niere und des Harntrakts gehören zu den häufigsten bakteriellen Erkrankungen in Gesellschaften mit hohem Stand der Körperhygiene. Die „Pyelonephritis" im breitesten Wortsinn wurde, nachdem sie während der ersten Dekaden dieses Jahrhunderts nur wenig wissenschaftliche Beachtung fand, in letzter Zeit ein blühendes und bedeutendes Forschungsfeld. Der Gründe hierfür sind viele; zum Beispiel sind die Kosten, welche der Gesellschaft und dem einzelnen Kranken durch diese Krankheit entstehen, erheblich; die Auswirkungen der Krankheit können das Wohlbefinden des Betroffenen über Jahrzehnte beeinträchtigen und sich sogar gegen die Kinder erkrankter Mütter wenden. Hierüber hinaus müssen wir eingehender untersuchen, ob einige Probleme bakterieller Infektionen von Nieren und Harnwegen, denen wir in unserer täglichen Arbeit gegenüberstehen, iatrogen sind; setzen wir beispielsweise Antibiotika und Operationen in der richtigen Weise ein? Ein anderer Grund für das Interesse an der Forschung besteht einfach darin, daß es sich um eine faszinierende Krankheit handelt, bei der die Pathogenese sowohl der Infektion selbst als auch eines Nierenschadens ein Rätsel bleibt.

In drei hervorragenden Arbeiten stellt der Herausgeber unser derzeitiges Wissen über Risikogruppen zusammen und legt ein Programm für die ärztliche Betreuung von Kindern mit Harnwegsinfektion vor. Die Kapitel können als eine erstklassige Einführung für jene dienen, welche in der Behandlung der Harnwegsinfektion bei Kindern keine Spezialerfahrung haben. Für den Experten stellen diese Kapitel eine wertvolle aktuelle Zusammenstellung des derzeitigen Wissensstandes dar. Andere Kapitel stellen die derzeitige Untersuchungstechnik in der für die praktische Arbeit notwendigen Sorgfalt vor: Blutdruckmessung beim Kind; seitengetrennte Untersuchung der Nierenfunktion; neue Methoden für die röntgenologische Beurteilung des Nierenparenchyms. Neue Erkenntnisse über den Reflux, über die klinische Symptomatologie und die Nierenfunktion werden vorgetragen; dabei wird nirgendwo eine letzte Antwort versucht, aber immer wieder werden wichtige Fragen gestellt. Kein Kapitel sollte gegenüber den anderen hervorgehoben werden. Dennoch möchte ich meine persönliche Vorliebe für die Immunbiologie der Harnwegsinfektion bekennen, welche mir am faszinierendsten erscheint, vor allem, wenn sie – wie hier – in einer so wohlschmeckenden Mischung von Faktenwissen und Spekulation dargeboten wird.

Ich bin sicher, daß diese Monographie zu gleichen Teilen zu weiteren Untersuchungen anregt und Fragen beantwortet. Ich hoffe, daß sie Theoretiker, Mikrobiologen, Kinderärzte, Urologen ebenso wie Radiologen provozieren wird, ihre Schwingen zu erproben. Es wird mehr als ein Menschenleben dauern, die klinischen Probleme, die diese Krankheit uns heute noch stellt, zu lösen. Ich wünsche dem Leser dieses Buches einen guten Start. Der Herausgeber, die Autoren und der Verleger haben ihr Bestes für Sie getan.

Jan Winberg, M.D.
Professor und Direktor
Abteilung für Kinderheilkunde
Karolinska Hospital
Karolinska Institut
Stockholm, Schweden

Risikofaktoren

Initialbefunde und Verlauf – Vergleich von Jungen und Mädchen mit Harnwegsinfektion

S. L. Bahna

Zur Verbesserung vor allem der Behandlung von Harnwegsinfektionen haben mehrere Untersucher eine Klassifikation nach so verschiedenen Gesichtspunkten wie Alter zu Beginn der Krankheit, Vorhandensein von Fehlbildungen, Erregerspezies, Ort der Infektion, Rezidivrate usw. versucht. In nur wenigen neueren Studien wurde der Krankheitsverlauf bei Jungen und Mädchen verglichen. Bei einer retrospektiven Untersuchung von weitgehend nach den gleichen Kriterien untersuchten und behandelten Kindern fanden wir mehrere geschlechtsspezifische Unterschiede (Tabelle 1). Auch andere Studien sprechen für wichtige Unterschiede im Verlauf von Harnwegsinfektionen bei Jungen und Mädchen.

Tabelle 1. Befunde und Krankheitsverlauf: Vergleich von Jungen und Mädchen mit Harnwegsinfektion [1]

	Jungen (n = 26)	Mädchen (n = 214)	Statistische Signifikanz
Alter bei Beginn:			
Mittelwert	2,6 J.	4,3 J.	$P < 0{,}05$
jünger als 1 Jahr	46%	10%	$P < 0{,}01$
Zeit bis zur Diagnose (Mittelwert)	1,7 M.	2,4 M.	N.S.
Keime: E. coli	54%	60%	N.S.
Proteus	23%	10%	$P < 0{,}05$
andere	23%	30%	N.S.
Bakteriurie ohne Leukozyturie	27%	26%	N.S.
Pathol. Ausscheidungsurogramm	5/21 (24%)	26/181 (14%)	N.S.
Urologische Fehlbildung	5/21 (24%)	19/181 (10%)	$0{,}05 < P < 0{,}01$
Vesikoureteraler Reflux	4/8 (50%)	48/116 (41%)	N.S.
Blut-Hb < 12 g/100 ml	50%	21%	$P < 0{,}01$
Krankheitsdauer (Mittelwerte)			
alle Patienten	1,8 J.	2,9 J.	N.S.
Ausscheidungsurogramm normal	0,6 J.	3,1 J.	$P < 0{,}01$
Fehlbildungen vorhanden	3,9 J.	3,4 J.	N.S.
Rezidivierende Harnwegsinfektion	7 (27%)	169 (79%)	$P < 0{,}001$
Erneute Krankenhauseinweisungen wegen HWI pro Patient	3,2	2,0	$P < 0{,}01$
Überweisung in größeres Zentrum	35%	12%	$P < 0{,}01$
Operation	27%	6%	$P < 0{,}001$

Alter (s. Tabelle 2 und Abb. 1)

Tabelle 2. Geschlechtsverhältnis

	Mädchen:Jungen	
Forsythe u. Wallace (1958) [12]	2 : 1	chron. HWI
Macaulay u. Sutton (1957) [16]	2,2 : 1	stat. Pat., < 5 J.
DeLuca et al. (1963) [8]	2,3 : 1	stat. Pat., < 14 J.
Stansfeld (1966) [29]	2,6 : 1	
Smellie et al. (1964) [27]	2,8 : 1	< 12 J.
Steele et al. (1963) [30]	3 : 1	stat. Pat.
Edwards (1968) [9]	3 : 1	< 15 J.
Smallpeice (1966) [25]	3,2 : 1	
Smellie u. Normand (1968) [26]	3,2 : 1	< 13 J.
Winberg et al. (1975) [33]	4 : 1	erste HWI, < 16 J.
Segura et al. (1971) [24]	4,6 : 1	
Forbes et al. (1969) [11]	5,4 : 1	erste HWI, < 16 J.
O'Doherty (1968) [21]	7,9 : 1	
Pryles et al. (1964) [22]	9 : 1	
Bahna u. Torp (1975) [2]	9 : 1	stat. Pat. < 14 J.
Woodard u. Holden (1976) [34]	10 : 1	stat. Pat.

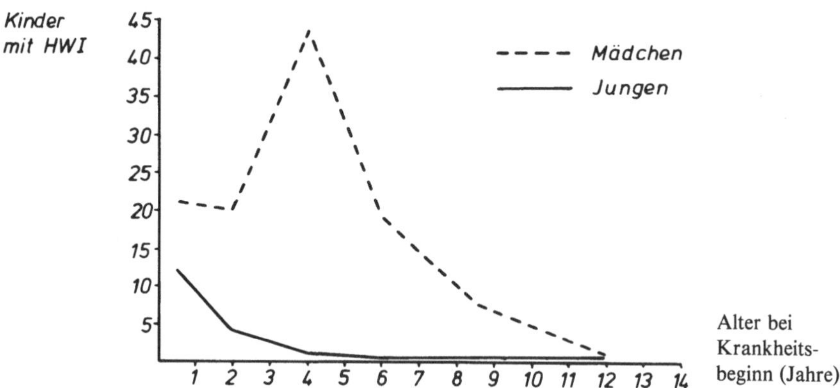

Abb. 1. Altersvergleich von Jungen nd Mädchen bei Beginn der Harwegsinfektion (HWI)

In der Neugeborenenperiode überwiegen Knaben gegenüber Mädchen in einem Verhältnis von 1,6–2,8:1 [5, 14, 29, 33], während jenseits der Säuglingszeit Mädchen in einem Verhältnis von 2–10:1 in der Überzahl sind.

Der Erkrankungsbeginn hat seinen Häufigkeitsgipfel bei beiden Geschlechtern im 1. Lebensjahr und fällt dann rasch ab, bei Jungen stärker als bei Mädchen [2, 24, 27, 32]. Bei Mädchen scheint es zwischen dem 3. und 5. Lebensjahr einen zweiten Gipfel zu geben [2, 7, 10, 11, 24].

Initialsymptome (Tabelle 3)

Bei Säuglingen und jungen Kindern beiderlei Geschlechts sind die Initialsymptome unspezifisch. Sie bestehen in Fieber, Gewichtsstillstand mit schlechtem Appetit, Erbrechen, Leibschmerzen oder Gewichtsverlust. Die Initialbefunde sind bis zum 5. Lebensjahr bei beiden Geschlechtern ähnlich. Bei älteren Kindern werden auf den Harntrakt hinweisende Symptome bei Knaben, unspezifische Symptome bei Mädchen häufiger. In einem Bericht von Bergström [4] über Kinder von 1–16 Jahren trat Fieber bei Mädchen häufiger auf als bei Jungen.

Tabelle 3. Initiale Symptome bei Harnwegsinfektion, gegliedert nach Alter und Geschlecht. (Modifiziert nach [2])

Alter bei Beginn	Anzahl Pat.[a]	Gedeihstörung[b] (%)	Fieber unklarer Ursache (%)	Harntraktsymptome (%)
< 2 J.	15 Jungen	53	47	0
	26 Mädchen	38	62	0
2–4 J.	4 Jungen	25	25	50
	114 Mädchen	6	15	79
5–13 J.	4 Jungen	0	0	100
	58 Mädchen	14	22	64

[a] 3 Jungen und 16 Mädchen ohne genaue Angaben über initiale Symptome blieben unberücksichtigt

[b] einschließlich Anorexie, Erbrechen oder Leibschmerzen

Erreger (Tabelle 4)

Im allgemeinen ist bei beiden Geschlechtern E. coli der häufigste Erreger, gefolgt von Proteus, Para-Coli, Aerobacter und anderen Keimen [2,8,11,27]. Proteus wird 2–9mal häufiger bei Knaben als bei Mädchen gefunden.

Tabelle 4. Durch Proteus verursachte Harnwegsinfektionen

	Proteusinfektionen in %		
	Jungen	Mädchen	
Bergström (1972) [4]	35	0	1. HWI, 1–16 J.
Mann (1972) [17]	75	15	rezidiv. HWI, < 14 J.
Maskell et al. (1975) [18]	44	5	1–12 J.
Saxena u. Bassett (1975) [23]	38	8	1. HWI
Winberg et al. (1975) [33]	37	0,7	nicht obstruktive HWI, < 16 J.
Bahna u. Torp (1975) [2]	23	10	< 14 J.

Röntgenbefunde

Bei Knaben ist die Wahrscheinlichkeit pathologischer Befunde im Ausscheidungsurogramm größer als bei Mädchen. Vor allem Fehlbildungen an Nieren oder Harnwegen werden bei Knaben 2–5mal häufiger gefunden als bei Mädchen (Tabelle 5). Ein vesikoureteraler Reflux besteht bei jedem 2.–4. Patienten mit Harnwegsinfektion; hier besteht kein Geschlechtsunterschied [2,3,26,28].

Tabelle 5. Ausscheidungsurographie bei Kindern mit Harnwegsinfektion

	Urologische Fehlbildungen in %		
	Jungen	Mädchen	Alter
Smallpeice (1966) [25]	37	20	> 3 M.
Smellie u. Normand (1968) [26]	23	12	< 13 J.
Littlewood (1972) [14]	12	0	< 1 M.
Winberg et al. (1975) [33]	10	2	< 16 J.
Bahna u. Torp (1975) [2]	24	10	< 14 J.

In einem Bericht über Kinder jenseits der Neugeborenenperiode [2] fand sich weder bei Jungen noch bei Mädchen ein Zusammenhang zwischen dem Alter bei Krankheitsbeginn und der Häufigkeit urologischer Anomalien (Tabelle 6).

Tabelle 6. Alter bei Krankheitsbeginn und Häufigkeit urologischer Fehlbildungen

Alter bei Beginn der HWI	Häufigkeit urol. Fehlbildungen Jungen	Mädchen
< 1 J.	2/9 (22%)	1/15 (7%)
1–4 J.	2/8 (25%)	13/114 (11%)
5–13 J.	1/4 (25%)	5/52 (10%)

Zeitraum zwischen ersten Symptomen und Diagnose

Das Intervall zwischen dem Beginn von Symptomen und der Diagnosestellung ist bei Knaben mit Harnwegsinfekten durchweg kürzer als bei Mädchen, vor allem wenn Fehlbildungen vorliegen [2].

Krankheitsverlauf

Mädchen haben durchweg längere Krankheitsverläufe als Jungen, vor allem wenn man nur die Patienten mit normalem Ausscheidungsurogramm analysiert [2]. Der längere Krankheitsverlauf beruht auf der Rezidivhäufigkeit bei Mädchen [1,4,14,27] und scheint unabhängig vom Alter bei Krankheitsbeginn und der Zeit zwischen Erstsymptomen und Diagnose zu sein [2].

Schwere und Komplikationen der Harnwegsinfektion

Die durchschnittliche Zahl von Krankenhausaufenthalten ist bei Jungen größer als bei Mädchen; dieser Unterschied beruht nur z. T. auf der höheren Frequenz von Fehlbildungen bei Jungen und zeigt keine Abhängigkeit von der Dauer der Krankheit [2]. Bei Jungen sind auch häufiger chirurgische Eingriffe notwendig als bei Mädchen [2]. In mehreren Altersgruppen wurden Anämien (Hämoglobin unter 12 g/dl) häufiger bei Jungen als bei Mädchen gefunden [1]. Die Wahrscheinlichkeit einer Pyelonephritis ist bei Jungen mit Harnwegsinfektionen 2–4mal größer als bei Mädchen (Tabelle 7).

Tabelle 7. Häufigkeit röntgenologisch nachweisbarer Narben im Nierenparenchym bei Kindern mit Harnwegsinfektion

	Jungen (%)	Mädchen (%)	Alter
Steele et al. (1963) [30]	25	6	< 16 J.
Bergström (1972) [4]	28	13	1–16 J.
Smellie et al. (1973) [28]	20	11	< 16 J.
Winberg et al. (1975) [33]	13	4,5	< 16 J.

Letalität

Macaulay und Sutton führten bei Kindern mit Harnwegsinfektionen in den ersten 5 Lebensjahren 6–7 Jahre später Nachuntersuchungen durch; 5 von 10 Jungen, aber keines von 22 Mädchen waren verstorben; die 5 verstorbenen Jungen hatten schwere angeborene Fehlbildungen der Harnwege [16]. Bei Autopsien von Kindern und Jugendlichen bis zu 16 Jahren war die Zahl der Jungen mit Pyelonephritis doppelt so groß wie die der Mädchen [20]. Aus dem Bericht von Steele et al. [30] über bis zu 16 Jahre alte Patienten mit Harnwegsinfektionen verdienen 3 Beobachtungen besondere Erwähnung:

1 Innerhalb von durchschnittlich 16 Jahren verstarben von den Jungen 43 % und von den Mädchen 8 %.

2 Der Tod trat bei 7 von 9 verstorbenen Jungen innerhalb des ersten Monats nach Diagnosestellung ein, wogegen keines der 4 verstorbenen Mädchen früher als 2½ Jahre nach der Diagnose starb.

3 Die meisten Todesfälle traten bei Patienten mit Krankheitsbeginn in den ersten beiden Lebensjahren ein.

Diskussion

Es häufen sich die Hinweise darauf, daß Harnwegsinfektionen bei Jungen zwar seltener auftreten und seltener rezidivieren als bei Mädchen, dennoch aber besonderer Beachtung bedürfen.

Harnwegsinfektionen beginnen bei Jungen besonders oft schon während der Säuglingszeit; angeborene Fehlbildungen des Harntraktes, Proteus-Infektionen, schwere Krankheitsverläufe, Nierenparenchymläsionen und tödlicher Ausgang sind häufiger als bei Mädchen.

Eine aszendierende Infektion kommt bei Mädchen sehr viel leichter zustande als bei Jungen. Der frühere Häufigkeitsgipfel des Krankheitsbeginns bei Jungen spricht für eine hämatogene Entstehung bei jungen Säuglingen und eine im späteren Alter überwiegend aszendierende Entstehung.

Es gibt keine befriedigende Erklärung für den zweiten Altersgipfel des Beginns von Harnwegsinfektionen bei Mädchen zwischen dem 3. und dem 5. Lebensjahr. Es ist bekannt, daß das Kind um das 3.–6. Lebensjahr im phallischen Stadium seiner psychologischen Entwicklung mit vermehrten lustbetonten Empfindungen im Bereich der externen Genitalien steht [15]. Man kann sich vorstellen, daß in diesem Alter Manipulationen am äußeren Genitale beim Mädchen eher als beim Knaben die Entwicklung einer aszendierenden Infektion begünstigen könnten. Diese Hypothese könnte einer Überprüfung wert sein, zumal sie durch die Beobachtung gestützt zu werden scheint, daß externe Massage der weiblichen Urethra die Häufigkeit des Bakteriennachweises im Blasenharn (suprapubische Punktion) erhöht [6].

Die schlechtere Prognose von Harnwegsinfektionen bei Jungen könnte außer durch den früheren Krankheitsbeginn, die größere Häufigkeit von Fehlbildungen und von Proteus-Infektionen auch durch die allgemeine größere Empfindlichkeit gegenüber bakteriellen Infektionen mitbedingt sein [10, 31]. Einige Autoren vermuten, daß die Resistenz gegen bakterielle Infektionen an einen Genlocus des X-Chromosoms gekoppelt sein könnte; wenn dies zuträfe, besäße das weibliche Geschlecht dieses Gen zweifach [31]. Die Behandlung von Proteus-Infektionen ist bekanntlich schwieriger als zum Beispiel die von Coli-Infektionen; Proteus ist häufiger aus der Urethra und dem Präputialsack von Jungen als aus der weiblichen Urethra isoliert worden [10, 14, 18]. Jungen mit Harnwegsinfektionen sind im Vergleich zu Mädchen mit der gleichen Krankheit dadurch benachteiligt, daß die Diagnose bei ihnen seltener vermutet wird, so daß schon fortgeschrittene Nierenschäden vor Stellung der Diagnose eingetreten sein können, vor allen Dingen bei Patienten mit angeborenen Fehlbildungen [13].

Zusammenfassend ergibt sich die Schlußfolgerung, daß es sich lohnt, Geschlechtsunterschiede bei Kindern sowohl in der klinischen Betreuung einzelner Kranker als auch bei wissenschaftlichen Untersuchungen in Betracht zu ziehen. Berichte über Harnwegsinfektionen bei Kindern würden an Informationsgehalt gewinnen, wenn alle Angaben nach Jungen und Mädchen differenziert würden.

Literatur

1. Bahna SL (1977) The clinical course of urinary tract infection in boys vs. girls. In: Ghai OP (ed) New developments in pediatric research, incorporating papers presented at symposia during XV International Congress of Pediatrics, Vol II Interprint, New Delhi, 723
2. Bahna SL, Torp KH (1975) The sex variable in childhood urinary tract infection. Acta Paediatr Scand 64:581
3. Baker R, Maxted W, Maylath J, Shuman I (1966) Relation of age, sex and infection to reflux. Data indicating high spontaneous cure rate in pediatric patients. J Urol 95:27
4. Bergström T (1972) Sex differences in childhood urinary tract infection. Arch Dis Childh 47:227
5. Bergström T, Larson H, Lincoln K, Winberg J (1972) Studies of urinary tract infection in infancy and childhood. XII. Eighty consecutive patients with neonatal infection. J Pediatr 80:858

6. Bran JL, Levison ME, Kaye DA (1972) Entrance of bacteria into the female urinary bladder. N Engl J Med 286:626
7. Cohen MA (1972) Urinary tract infections in children. I. Females aged 2 through 14, first two infections. Pediatrics 50:271
8. Deluca FG, Fisher JH, Swenson O (1963) Review of recurrent urinarytract infections in infancy and early childhood. N Engl J Med 268:75
9. Edwards D (1968) Significance of vesico-ureteric reflux in childhood. In: O'Grady F, Brumfitt W (eds) Urinary tract infection, Oxford University Press, London, p 104
10. Fair WR, Govan DE, Friedland GW, Filly RA (1974) Urinary tract infections in children. I. Young girls with non-refluxing ureters. West J Med 121:366
11. Forbes PA, Drummond KN, Nogrady MB (1969) Initial urinary tract infections: Observations in children without major radiologic abnormalities. J Pediatr 75:187
12. Forsythe WI, Wallace IR (1958) The investigation and significance of persistent and recurrent urinary infection in children. Br J Urol 30:207
13. Kunin CM (1974) Detection, prevention and management of urinary tract infections, 2nd ed. Lea and Febiger, Philadelphia, p 42
14. Littlewood JM (1972) 66 infants with urinary tract infection in first month of life. Arch Dis Childh 47:218
15. Lowrey GH (1973) Growth and development in children, Year Book Medical Publishers, Chicago, p 158
16. Macaulay D, Sutton RNP (1957) The prognosis of urinary tract infection in childhood. Lancet II:1318
17. Mann PG (1972) Proteus urinary infections in childhood. J Clin Pathol 25:551
18. Maskell R, Pead L, Hallett RJ (1975 Urinary pathogens in the male. Br J Urol 47:691
19. Naeye RL, Burt LS, Wright DL, Blanc WA, Tatter D (1971) Neonatal morality, the male disadvantage. Pediatrics 48:902
20. Neuman CG, Pryles CV (1962) Pyelonephritis in infants and children. Am J Dis Child 104:215
21. O'Doherty N (1968) Urinary tract infection in the neonatal period and later infancy. In: Oxford University Press, London, O'Grady F, Brumfitt W (eds) Urinary tract infection, p 113
22. Pryles CV, Wherrett BA, MacCarthy JM (1964) Urinary tract infections in infants and children. Am J Dis Child 108:1
23. Saxena SR, Bassett DC (1975) Sex-related incidence in proteus infection of the urinary tract in childhood. Arch Dis Childh 50:899
24. Segura JW, Kelalis PP, Stickler GB, Burke EC (1971) Urinary tract infection in children: A retrospective study. J Urol 105:591
25. Smallpeice V (1966) Urinary infection in the two sexes: Problems of aetiology. Lancet II:1019
26. Smellie JM, Normand ICS (1968) Experience of follow-up of children with urinary tract infection. In: Oxford University Press, London, O'Grady F, Brumfitt W (eds) Urinary tract infection, p 123
27. Smellie JM, Hodson CJ, Edwards D, Normand ICS (1964) Clinical and radiological features of urinary infection in childhood. Br Med J 2:1222
28. Smellie JM, Pursell R, Prescod N, Brumfitt W (1973) Relationship between serum antibody titre and radiological findings in children with urinary tract infection. In: Oxford University Press, London, Brumfitt W, Asscher A (eds) Urinary tract infection, p 31
29. Stansfeld JM (1966) Clinical observations relating to incidence and aetiology of urinary tract infections in children. Br Med J 1:631
30. Steele RE, Leadbetter GW, Crawford JD (1963) Prognosis of childhood urinary tract infection. N Engl J Med 269:883
31. Washburn TC, Medearis DN, Childs BA (1965) Sex differences in susceptibility to infections. Pediatrics 35:57
32. Winberg J, Andersen HJ, Bergström T, Jacobsson B, Larson H, Lincoln K (1974) Epidemiology of symptomatic urinary tract infection in childhood. Acta Paediatr Scand [Suppl] 252:2
33. Winberg J, Bergström T, Jacobsson B (1975) Morbidity, age and sex distribution, recurrences and renal scarring in symptomatic urinary tract infection in childhood. Kidney Int 8:101
34. Woodard JR, Holden S (1976) The prognostic significance of fever in childhood urinary infections. Clin Pediatr (Phila) 11:1051

Häufigkeit von Rezidiven und von Nierenparenchymnarben – Vergleich von Mädchen mit symptomatischer Harnwegsinfektion und asymptomatischer Bakteriurie *

U. Jodal, J. Bjure, I. Claësson, L. A. Hanson, B. Jacobsson, U. Lindberg, H. Peterson und J. Winberg

Von den Patienten mit der Sammeldiagnose Harnwegsinfektion (HWI) entwickeln nur wenige progrediente Nierenparenchymschäden. Bisher haben wir keine einfache und sichere Möglichkeit, diese Risikopatienten früh ausfindig zu machen, um bei ihnen eine Nierenschädigung zu verhüten. Trotz zahlreicher Studien über die HWI ist das gesicherte Wissen über den Krankheitsablauf ungenügend und die Bedeutung von Unterschieden im klinischen Bild nur unzureichend geklärt.

In dieser Arbeit werden einige Ergebnisse zweier prospektiver Untersuchungen aus Göteborg, Schweden, vorgestellt. Die erste Studie wurde durchgeführt bei Kindern mit symptomatischer Harnwegsinfektion und die zweite bei Mädchen mit einer zufällig durch Screeninguntersuchungen in der Schule entdeckten Bakteriurie. Es sind schon mehrere Berichte über diese Studien veröffentlicht worden [8–12]. Da zwischen Jungen und Mädchen erhebliche Unterschiede, z. B. in der Häufigkeit und Prognose von Harnwegsinfektionen und wahrscheinlich auch in den Mechanismen der Pathogenese bestehen, beschränken wir uns in diesem Bericht auf Befunde bei Mädchen.

Göteborg hat 450000 Einwohner. Ungefähr 25% der Einwohner sind Kinder bis zu 16 Jahren. Es gibt nur eine Kinderklinik. Akut kranke Kinder werden in der Regel in die Poliklinik der Kinderklinik gebracht. Aus diesem Grund kann man das Patientengut der Studie über Kinder mit symptomatischer Harnwegsinfektion als unselektiert betrachten [12].

Symptomatische Harnwegsinfektionen

Von 1960–1966 sammelten Winberg u. Mitarb. alle Kinder mit akuter Harnwegsinfektion der Stadt [12]. Sie fanden 440 Mädchen mit Erstmanifestation einer Harnwegsinfektion (keine anamnestischen Hinweise auf vorausgegangene Harnwegsinfektion). Die Diagnose wurde nur beim Nachweis von mindestens 100000 Bakterien/ml Urin gestellt. Alle Patienten wurden sorgfältig nachuntersucht und alle Schübe einschließlich Rezidive mit Antibiotika behandelt. Ausscheidungsurographien und Miktionszystourethrographien wurden bei allen Säuglingen durchgeführt, jenseits des ersten Lebensjahres bei den Patienten mit Rezidiven. Die Röntgenuntersuchungen wurden wiederholt bei den Kindern mit Reflux oder anderen Anomalien und bei denen mit mehreren Attacken von akuter Pyelonephritis.

---

* Unterstützt durch Swedish Medical Research Council (project No. 215, grant B 78–19P–5136–01 and project B 79–19X–o765–14 C)

Asymptomatische Bakteriurie

Von 1971–1972 wurden bei einer Screeninguntersuchung in Schulen 116 Mädchen mit Bakteriurie entdeckt. Für ein orientierendes Screening wurde der Nitrit-Test benutzt; bei positivem Ergebnis wurden wiederholt Urinkulturen durchgeführt. Für die Diagnose Bakteriurie wurde gefordert, daß bei 2 Kulturen signifikant vermehrt Bakterien mit den gleichen Charakteristika gefunden wurden. Keines der Mädchen mit der Diagnose asymptomatische Bakteriurie hatte Miktionsbeschwerden (z.B. Dysurie, häufiger Harndrang) [9]. Bei allen Mädchen wurden Röntgenuntersuchungen durchgeführt; die meisten Mädchen blieben unbehandelt [8,9].

Häufigkeit von symptomatischen Harnwegsinfektionen und von Rezidiven

Das Risiko, in den ersten 10 Lebensjahren mindestens eine symptomatische Harnwegsinfektion zu erleiden, beträgt für Mädchen 3 % [12]. In einer prospektiven Screeninguntersuchung bei Schulkindern fand Kunin eine kumulative Bakteriuriehäufigkeit von 2,9 % bei Mädchen während der ersten 7 Schuljahre [7]. Somit ist die Zahl der Mädchen, die mindestens eine Harnwegsinfektion durchmachen, beträchtlich.

Die Häufigkeit von Rezidiven war groß (Tabelle 1). Unabhängig davon, ob die erste Harnwegsinfektion symptomatisch oder asymptomatisch verlief, hatten ungefähr 30 % der Mädchen innerhalb des ersten Beobachtungsjahres mindestens ein Rezidiv. Das Risiko von Rezidiven war bei Erstmanifestationen in Form einer akuten fieberhaften Pyelonephritis nicht signifikant größer als bei Patienten mit afebriler Zystitis [12]. Das klinische Bild der Rezidive zeigte aber Unterschiede: Nach symptomatischer Erstinfektion waren ⅓ der Rezidive asymptomatisch, nach asymptomatischer Erstmanifestation dagegen ¾.

Tabelle 1. Bakteriurie-Rezidive nach Behandlung bei Mädchen mit symptomatischer Harnwegsinfektion und mit asymptomatischer Bakteriurie

	symptomatische HWI n = 419	asymptomatische Bakteriurie n = 116
Rezidivhäufigkeit		
innerhalb von 1 Jahr	29 %	31 %
insgesamt	40 %	46 %
Während der Nachbeobachtungszeit asymptomatisch	⅓	¾

Bedeutsamer als das Risiko von Rezidiven ist das Risiko einer Nierenschädigung und vor allen Dingen das Risiko einer progredienten Verschlechterung der Nierenfunktion.

Nierenparenchymnarben bei Mädchen mit symptomatischer Harnwegsinfektion

Unsere Kriterien für pyelonephritische Narben waren Kelchverplumpungen mit umschriebener Einziehung der gegenüberliegenden Nierenoberfläche [5]. Von 440 im Anschluß an ihre erste symptomatische Harnwegsinfektion beobachteten Mädchen entwickelten 20 (4,5%) solche Narben. Weil nicht alle Mädchen radiologisch untersucht wurden, handelt es sich hier um eine Mindestzahl. Alle diese 20 Mädchen hatten zu Beginn eine akute fieberhafte Pyelonephritis und mindestens ein Rezidiv mit Fieber, die meisten sogar mehrere. Die Nachbeobachtungszeit beträgt jetzt 11–17 Jahre; 17 Mädchen mit 18 Narbennieren wurden kürzlich mit Ausscheidungsurographie und mit Miktionszystourethrographie untersucht. Ein Reflux wurde in 4 Schweregrade eingeteilt: Grad 1 reichte nicht bis ins Nierenbecken; Grad 2 erreichte das Nierenbecken ohne Dilatation; Grad 3 erreichte das Nierenbecken mit Kelchdilatation; Grad 4 erreichte das Nierenbecken und führte zu extrem starker Dilatation und Schlängelung des Harnleiters. Auch Clearance-Untersuchungen mit der ^{51}Cr-EDTA-Technik und eine Isotopennephrographie wurden durchgeführt. Durch Messung der Kurvenhöhe des Isotopennephrogramms nach 2 min und durch Subtraktion des Hintergrundes konnte die Filtration jeder einzelnen Niere bestimmt werden. Diese Methode zeigte beim Vergleich mit Funktionsprüfungen der Einzelniere unter Benutzung externer Kompression gute Übereinstimmung [1,3].

Die röntgenologischen Befunde sind in Tabelle 2 zusammengestellt. Von 17 Kindern mit 18 später geschädigten Nieren wurden die ersten Ausscheidungsurogramme noch einmal sorgfältig untersucht. Wenn man die heute allgemein anerkannten Kriterien der Beurteilung von Kelchenden und gegenüberliegender Nierenaußenkontur zu-

Tabelle 2. Verlaufsbeobachtung bei 17 Mädchen mit Nierenparenchymnarben nach symptomatischer Harnwegsinfektion

Ausscheidungsurographie		
Nieren mit Parenchymschaden		18
Parenchymschaden nachweisbar bei erneuter Untersuchung des *ersten Ausscheidungsurogramms*		
a) plumpe Kelchenden und Parenchymnarbe		10/18
b) signifikante Verminderung der Parenchymdicke bei standardisierten Messungen		17/18
Zunehmende Narbenbildung		17/18
Kompensatorische Hypertrophie in 16 Nieren ohne Parenchymnarbe		
in 1. Ausscheidungsurogramm		3
in letztem Ausscheidungsurogramm		11
Miktionszystourethrographie (MCU)		
Reflux in 1. MCU auf Seite der später geschädigten Niere		
Reflux	Nieren ohne Narben	Nieren mit Narben
0 (kein Reflux)	12	7
Grad I	0	0
Grad II	3	5
Grad III	1	6
	16	18

grunde legt, zeigten 10 von diesen 18 Nieren schon im ersten Ausscheidungsurogramm Narben. Erst vor kurzem wurden Normalwerte für die Nierenparenchymdikke veröffentlicht, mit denen Schäden noch exakter erfaßt werden können [2]. Mit dieser Methode konnten in 17 der 18 Nieren schon im ersten Ausscheidungsurogramm pathologische Befunde erhoben werden.

Bei Untersuchung aller angefertigten Ausscheidungsurogramme fanden wir bei 17 der insgesamt 18 Nieren eine progrediente Vernarbung des Nierenparenchyms; Zunahme der Vernarbung fanden wir nur bei Kindern mit neuen Attacken von akuter fieberhafter Pyelonephritis.

Nach diesen Befunden erscheint es notwendig, zur frühzeitigen Entdeckung von Nierenparenchymschädigungen sehr feine röntgenologische Untersuchungstechniken einschließlich Messungen der Parenchymdicke durchzuführen. Diese Methode ermöglicht nicht nur den Nachweis eines Nierenparenchymschadens, sondern auch die Erkennung einer kompensatorischen Hypertrophie. Von den 16 bis zum Ende der bisherigen Beobachtungszeit narbenfrei gebliebenen Nieren zeigten 3 eine solche Hypertrophie im ersten und 11 im letzten Ausscheidungsurogramm. Diese Befunde korrelieren gut mit den glomerulären Filtrationsraten in den Einzelnieren (Abb. 1). Die Nieren mit röntgenologisch nachweisbarer Schädigung zeigten im großen ganzen erniedrigte Filtrationsraten; diese wurden jedoch zum größten Teil durch vermehrte Filtrationsraten der kontralateralen Niere kompensiert. Das Mädchen mit einer Schädi-

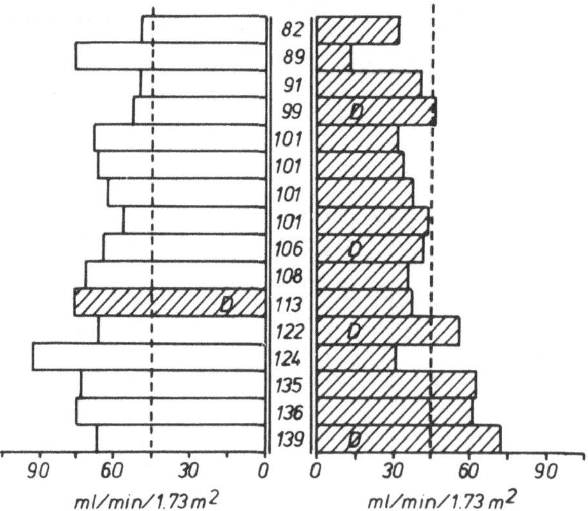

Abb. 1. Seitengetrennte glomeruläre Filtrationsraten bei 16 Mädchen mit Nierenparenchymnarben. Die unterbrochenen vertikalen Linien zeigen den unteren Grenzbereich der glomerulären Filtrationsrate von gesunden Einzelnieren

gung beider Nieren hatte auf einer Seite eine Doppelniere mit nur einer kleinen Narbe; wir fanden in der gleichen Niere eine kompensatorische Hypertrophie, so daß die normale glomeruläre Filtrationsrate plausibel erklärt werden kann.

Nur 2 Mädchen hatten eine globale glomeruläre Filtrationsrate (gemessen für beide Nieren zusammen) unter 90 ml/min/1,73m^2. Dies bedeutet, daß bei globalen Clearance-Untersuchungen von Patienten mit Nierenparenchymschaden infolge Pyelonephritis die Ergebnisse oft normal bleiben, weil eine kompensatorische Hypertrophie eingetreten ist oder weil die röntgenologisch erfaßten Narben nur sehr klein sind.

Hypertonie

Die Entwicklung einer arteriellen Hypertension ist eine ernste Komplikation von Nierenparenchymnarben. Bisher haben wir unter unseren Patienten nur bei einem Mädchen leicht erhöhte diastolische Werte gefunden. Während des internationalen Symposions für Kindernephrologie in Helsinki berichtete Walter Heale aus Melbourne über 342 Kinder mit Narbennieren oder – nach seiner Nomenklatur – mit Refluxnephropathie [4]. Von diesen Kindern hatten 39 (11%) anfangs oder später im Verlauf ihrer Krankheit eine Hypertonie mit Werten über 140/90 mm Hg. Die Häufigkeit einer Hypertonie war vom Ausmaß der Narbenbildung abhängig. Wenn 4 oder mehr Kelche betroffen waren, fand sich in 30% eine Hypertonie, bei 1–3 betroffenen Kelchen dagegen nur in 0,5%. Bei 18 Kindern mit normaler oder nur leicht eingeschränkter Nierenfunktion konnte die Hypertonie beseitigt werden; die betroffenen Nieren dieser Kinder wuchsen nicht gut. Bei 20 Kindern mit mittelstarker oder starker initialer Beeinträchtigung der Nierenfunktion kam es trotz Behandlung zu einer Verschlechterung; 19 entwickelten eine chronische Niereninsuffizienz.

Reflux

Der vesikoureterale Reflux ist eng mit Nierenparenchymnarben korreliert. Die Bezeichnung Refluxnephropathie für Nierenparenchymnarben hat sich sehr weitgehend eingebürgert. Es gibt jedoch viele widersprüchliche Meinungen über die pathogenetische Bedeutung eines Refluxes, vor allen Dingen über den Wert refluxbeseitigender Operationen im Vergleich zu konservativer Behandlung mit einer langzeitigen antibiotischen Prophylaxe.

Bei einem großen Teil der Patienten verschwindet ein Reflux auch ohne Operation, vor allem, wenn es sich um einen gering ausgeprägten Reflux handelt. Vorwiegend die schwerwiegenden Refluxgrade mit Dilatation des oberen Harntraktes zeigen eine Korrelation mit Nierenparenchymnarben.

Von unseren 17 Patienten mit Nierenparenchymnarben in 18 Nieren zeigte das erste Miktionszystourethrogramm nur in 11 Fällen einen Reflux. Auf 7 Seiten mit später vernarbten Nieren konnten wir somit keinen Reflux nachweisen; diese Zahl ist größer, als nach früheren Publikationen zu erwarten wäre. Es ist unwahrscheinlich, daß diese relativ hohe Zahl auf einer unzureichenden Röntgenuntersuchungstechnik beruht. Obschon unser Patientengut klein ist, zeigen unsere Beobachtungen, daß Nierenparenchymnarben sich auch ohne Reflux entwickeln können.

Nierenparenchymnarben bei Mädchen mit asymptomatischer Bakteriurie

Alle 116 Mädchen mit asymptomatischer Bakteriurie wurden innerhalb weniger Wochen nach der Entdeckung der Bakteriurie röntgenologisch untersucht: 12 (10%) hatten Nierenparenchymnarben, 11 auch einen Reflux. Weitere 13 (11%) hatten einen Reflux, aber ein normales Ausscheidungsurogramm. Die Häufigkeit von Nierenparenchymnarben und von Refluxen bei unseren Patienten mit asymptomatischer Bakteriurie ist im Vergleich zu anderen Studien klein. Es liegt nahe, die Ursache hierfür in den sehr sorgfältigen Behandlungen bei Mädchen mit symptomatischer Harnwegsinfektion zu sehen, die in Göteborg während der 60er Jahre durchgeführt wurden; vielleicht wurde hierdurch bei einigen die Entwicklung von Nierenparenchymnarben verhindert.

Spontanverlauf der asymptomatischen Bakteriurie bei Mädchen

Ein Hauptanliegen unserer Untersuchungen bei Mädchen mit asymptomatischer Bakteriurie war die Randomisierung der Patienten in eine Gruppe mit und eine zweite Gruppe ohne Behandlung. Von dieser Randomisierung wurden die Mädchen mit Nierenparenchymnarben bzw. Reflux ausgeschlossen. Die übrigen 91 Mädchen wollten wir 6 Monate lang ohne Antibiotika beobachten. Während dieser Zeit verschwand die Bakteriurie bei 30 Mädchen, meistens nach einem Blasenauswaschtest zum Zweck einer diagnostischen Lokalisation der Infektion [10]. Die 61 Mädchen mit persistierender Bakteriurie wurden randomisiert.

Die Ergebnisse nach einer 3jährigen Beobachtungsperiode sind in Tabelle 3 zusammengestellt. In der Gruppe mit einer 10 Tage langen Nitrofurantoin-Behandlung hatte die Hälfte der Mädchen mindestens 1 Rezidiv; 22% erlitten zahlreiche Reinfektionen. Bei 1 Mädchen kam es nach der Behandlung zu einer akuten Pyelonephritis; dennoch ergaben sich im Ausscheidungsurogramm keine Hinweise auf eine Nierenparenchymschädigung.

Tabelle 3. Dreijährige Verlaufsbeobachtung bei Schulmädchen mit asymptomatischer Bakteriurie und röntgenologisch normalem Harntrakt mit randomisierter Zuweisung zu Behandlung oder Nichtbehandlung

Behandelte Gruppe		
Während Nachbeobachtung verloren gegangen	3	
Geheilt durch eine kurze Behandlung mit Nitrofurantoin	13	(48%)
Geheilt durch 2 kurze Behandlungen mit Nitrofurantoin	5	
Geheilt durch 2 kurze Behandlungen mit Nitrofurantoin und anschließende 6monatige Prophylaxe mit Nitrofurantoin	3	
Weiter rezidivierend	6	(22%)
	30	
Gruppe ohne Behandlung		
Während Nachbeobachtung verloren gegangen	1	
Spontan geheilt	9	(30%)
Geheilt durch Penicillin während interkurrenter Erkrankung	5	
Entwicklung einer symptomatischen Harnwegsinfektion und daraufhin Behandlung	2	
Persistierende Bakteriurie	14	(47%)
	31	

Bei den Mädchen ohne Behandlung belief sich die Rate der jährlichen Spontanheilungen auf 10%. Nach 3 Jahren war ungefähr die Hälfte bakteriuriefrei; einige Kinder hatten wegen einer interkurrenten Erkrankung Penicillin bekommen. Bei den Mädchen mit persistierender Bakteriurie ergab sich kein Hinweis auf Erregerwechsel.

Bei 2 Mädchen entwickelten sich Symptome einer Harnwegsinfektion; sie wurden daraufhin behandelt. Eines von ihnen klagte während einer Masernerkrankung über Dysurie; wie ernst diese Beschweren wirklich waren, ist zweifelhaft. Das andere Mädchen hatte eine typische akute Pyelonephritis nach 15monatiger Beobachtungszeit. Das C-reaktive Protein war vermehrt, die Blutkörperchensenkungsgeschwindigkeit erhöht und die renale Konzentrationsfähigkeit vorübergehend beeinträchtigt [6]; im Urin fanden wir einen E.coli-Stamm mit den gleichen Charakteristika wie in der vorhergehenden langen Beobachtungszeit. Es wurden aber zusätzlich Enterokokken in signifikanter Menge gefunden; wahrscheinlich hat dieser Erreger die Symptome verursacht.

Am Ende der 3jährigen Beobachtungszeit wurden erneut Röntgenuntersuchungen durchgeführt. Die 28 Nieren der 14 Mädchen mit persistierender Bakteriurie waren normal gewachsen und boten keine Hinweise auf Schäden des Nierenparenchyms (Abb. 2). Im Gegensatz hierzu entwickelte sich bei der erwähnten Patientin mit akuter

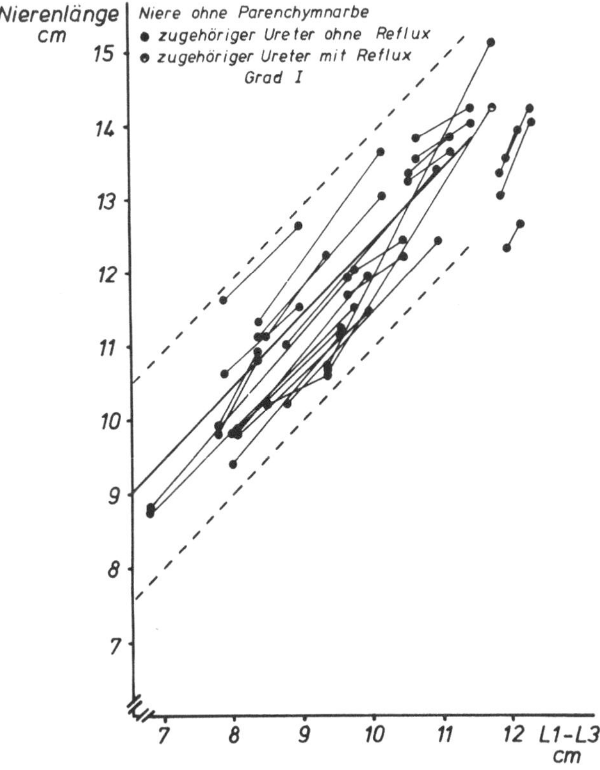

Abb. 2. Nierenwachstum während 3 Jahren bei 14 Mädchen mit persistierender asymptomatischer Bakteriurie. Mittlere Nierenlänge (———) und ± 2 SD (- - - -) im Verhältnis zur Höhe L1-L3 bei normalen Kindern

Pyelonephritis und Enterokokken-Nachweis eine Nierenparenchymnarbe, ohne daß ein Reflux nachweisbar war; das Wachstum dieser Niere war beeinträchtigt, das der kontralateralen Niere akzelleriert (Abb. 3).

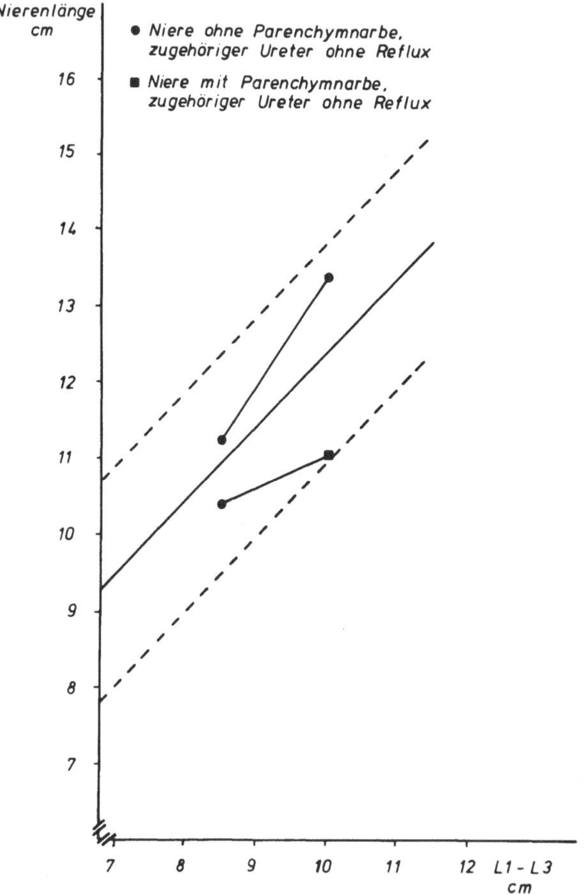

Abb. 3. Nierenwachstum während einer 3jährigen Beobachtungszeit bei einem Mädchen mit anfangs asymptomatischer E-coli-Bakteriurie, bei der sich ein akuter Schub von Pyelonephritis mit Enterokokken einstellte. Mittlere Nierenlänge (———) und ± 2 SD (- - - -) in Beziehung zur Höhe von L1–L3 bei normalen Kindern

Zusammenfassung

1. Die Rezidivrate von Harnwegsinfektionen ist hoch und zeigt keine Unterschiede zwischen der Patientengruppe mit akuter Pyelonephritis, akuter Zystitis oder asymptomatischer Bakteriurie.
2. Eine asymptomatische Bakteriurie führt nur selten zu einer akuten Pyelonephritis.
3. Bei Mädchen mit anfangs normalen Röntgenbefunden bleibt das Nierenwachstum auch bei persistierender asymptomatischer Bakteriurie normal.

4. Nierenparenchymnarben und progrediente Destruktionen des Nierenparenchyms entwickelten sich bei Patienten mit Schüben von akuter Pyelonephritis und nicht bei solchen mit persistierender asymptomatischer Bakteriurie.

Literatur

1. Berg U, Aperia A, Broberger O, Ekengren K, Ericsson N0 (1970) Relationship between glomerular filtration rate and radiological appearance of the renal parenchyma in children. Acta Paediatr Scand 59:1–12
2. Claësson I, Jacobsson B, Ringertz H (1977) Early radiologic detection of renal damage in children with pyelonephritis. Abstract 4th Int Symp Paediatric Nephrology, Helsinki 1977, p93
3. Granerus G, Aurell M, Bjure J, Haugstvedt S, Ljung BML (to be published) Evaluation of unilateral kidney function in children. A comparison between renography and separate clearance.
4. Heale W (1977) Hypertension and reflux nephropathy. Abstract 4th Int Symp Paediatric Nephrology, Helsinki 1977, p93
5. Hodson CJ, Wilson S (1965) Natural history of chronic pyelonephritic scarring. Br Med J II:191–194
6. Jodal U, Lindberg U, Lincoln K (1975) Level diagnosis of symptomatic urinary tract infections in childhood. Acta Paediatr Scand 64:201–208
7. Kunin CM (1968) Emergence of bacteriuria, proteinuria and symptomatic urinary tract infections among a population of school-girls followed for 7 years. Pediatrics 41:968–976
8. Lindberg U (1975) Asymptomatic bacteriuria in school-girls V. The clinical course and response to treatment. Acta Paediatr Scand 64:718–724
9. Lindberg U, Claësson I, Hanson L-A, Jodal U (1975) Asymptomatic bacteriuria in school-girls I. Clinical and laboratory findings. Acta Paediatr Scand 64:425–431
10. Lindberg U, Jodal U, Hanson L-A, Kaijser B (1975) Asymptomatic bacteriuria in school-girls IV. Difficulties of level diagnosis and the possible relation to the character of infecting bacteria. Acta Paediatr Scand 64:574–580
11. Lindberg U, Claësson I. Hanson L-A, Jodal U (1978) Asymptomatic bacteriuria in school-girls VIII. Clinical course during a 3 year follow-up. J Pediatr 92:194–199
12. Winberg J, Andersen HJ, Bergström T, Jacobsson B, Larsson H, Lincoln K (1974) Epidemiology of symptomatic urinary tract infection in childhood. Acta Paediatr Scand [Suppl] 252:1

Vergleich von Kindern mit Harnwegsinfektion mit und ohne vesikoureterorenalen Reflux

J. M. Smellie

Der vesikoureterorenale Reflux ist der häufigste pathologische Befund bei der Untersuchung von Kindern nach Harnwegsinfektionen. Im normalen Harntrakt kommt er, wenn überhaupt, nur sehr selten vor. Bei Kindern, die nach einer Harnwegsinfektion untersucht werden, findet man ihn in über einem Drittel der Fälle, bei Kindern mit Nierenparenchymnarben (chronische atrophische Pyelonephritis) in über 90% der Fälle.

Man nimmt an, daß ein Reflux, wenn man einmal vom Reflux infolge von Operationen und Traumen im Bereich des vesikoureteralen Ostiums absieht, angeboren ist, obschon auch eine ätiologische Rolle von Infektionen diskutiert wurde. Familiäre Refluxe können verschiedene Erbgänge aufweisen [4,20]. Refluxe neigen zu spontanem Verschwinden; dies wurde bei Kindern beobachtet [11,17], für Erwachsene postuliert [2] und bei nicht-menschlichen Primaten nachgewiesen [9].

Patienten mit Reflux werden klinisch auffällig durch rezidivierende Harnwegsinfektionen oder durch eine Hypertonie mit oder ohne Nierenfunktionsbeeinträchtigung; Refluxpatienten mit Hypertonie haben in der Regel Nierenparenchymnarben. Direkte Hinweissymptome fehlen in der Regel, außer bei den wenigen älteren Kindern und Erwachsenen mit ausgeprägtem Reflux und überdehnter Blase, bei denen vorübergehende Lendenschmerzen vor oder nach der Miktion als Refluxsignal auftreten können. Verdacht auf einen Reflux ergibt sich, wenn wenige Minuten nach der ersten Miktion bei einer zweiten Blasenentleerung nennenswerte Harnmengen ausgeschieden werden (Doppelmiktion).

Die Entwicklung neuer Nierenparenchymnarben wurde so gut wie ausschließlich nach Harnwegsinfekten bei Patienten mit Reflux beobachtet [12,14]. Diese Nierenparenchymnarben gehören zu den häufigsten pathologischen Befunden bei Kindern mit Hypertonie; man findet sie in über 25% der Kinder und der jungen Erwachsenen mit Dauerdialyse oder Nierentransplantation in Europa. Abgesehen von den Kindern mit Harnstauung, deren Niere einem Stauungsdruck ausgesetzt und gegenüber bakteriellen Infektionen besonders vulnerabel ist, findet man Nierenparenchymnarben am ehesten bei Kindern mit Reflux. Welche Behandlungsform beim Reflux die besten Ergebnisse bringt, muß noch untersucht werden. Bei der Entscheidung über die individuelle Behandlung müssen der Refluxgrad, das Alter des Kindes, der Zustand der Nieren ebenso wie andere medizinische und soziale Umstände berücksichtigt werden.

Wir haben Gruppen von Säuglingen und von Kindern bis zum Alter von 12 Jahren mit und ohne Reflux auf Unterschiede in den klinischen Symptomen, in den röntgenologischen Nierenbefunden und in ihrer Prognose untersucht. Alle waren wegen Harnwegsinfektion in unserer Klinik vorgestellt worden.

Patienten

744 Kinder, 179 Jungen und 565 Mädchen im Alter von bis zu 12 Jahren mit bakteriologisch gesicherter Harnwegsinfektion wurden von 1955–1975 im Children's Department des University College Hospital (London) vorgestellt und sowohl mit einem Ausscheidungsurogramm als auch mit einem Miktionszystourethrogramm untersucht. Bei ungefähr der Hälfte von ihnen konnte seit ihrer ersten Vorstellung in der Klinik eine ununterbrochene Verlaufsbeobachtung durchgeführt werden; bei einem weiteren Viertel waren Kontrolluntersuchungen durchgeführt worden, aber nicht ganz regelmäßig.

Alle Kinder wurden 7–10 Tage lang mit einem in vitro wirksamen Antibiotikum behandelt; bei 570 Kindern wurde für mindestens 6 Monate in niedriger Dosis eine antibiotische Prophylaxe durchgeführt. Bei der Mehrzahl der Kinder wurden Sulfafurazol, Nitrofurantoin oder Co-Trimoxazol benutzt; in einem kleinen Teil der Fälle erfolgte die Prophylaxe mit Ampicillin oder Nalidixinsäure. Solange die Medikamente regelmäßig genommen wurden und keine Reinfektion eintrat, wurde die einmal begonnene Prophylaxe nicht geändert. Alle diese Kinder wurden für mindestens 1 Jahr und 3 Monate klinisch und harnbakteriologisch untersucht. Bei entsprechender Indikation wurde ein abgekürztes Ausscheidungsurogramm und Miktionszystourethrogramm alle 2 Jahre wiederholt; als Indikation galten Rezidive der Harnwegsinfektion oder pathologische Röntgenbefunde bei der Erstuntersuchung. Für die Röntgenuntersuchungen wurden Standardmethoden benutzt. Alle Zystogramme wurden mindestens 2 Wochen nach Beseitigung einer Bakteriurie durchgeführt.

Ergebnisse

Die Anzahl der Kinder, ihr Geschlecht und ihr Alter bei der ersten Vorstellung in der Klinik sind in den Tabellen 1 und 2 dargestellt. Einen vesikoureterorenalen Reflux hatten 33% der Kinder. Zwischen Kindern mit und ohne Reflux bestand zur Zeit der Vorstellung kein Unterschied im Alter oder in der Geschlechtsverteilung.

Tabelle 1. Alter bei der Erstuntersuchung ($\chi^2 = 6{,}29$; df. = 4; N.S.)

Alter (J.)	Anzahl Kinder Kein Reflux	Reflux	Zusammen
Unter 1	108	37	145
1	20	15	35
2– 4	135	75	210
5– 8	163	86	249
9–12	72	33	105
	498	246	744

Tabelle 2. Geschlechtsverteilung ($\chi^2 = 1{,}27$; df. = 1; N.S.)

	Anzahl Kinder Kein Reflux	Reflux	Zusammen
Jungen	126	53	179
Mädchen	372	193	565
	498	246	744

Pathologische Röntgenbefunde

Bei der Erstvorstellung hatten 498 Kinder keinen Reflux: 410 von ihnen hatten röntgenologisch keinerlei pathologische Befunde; 21 (7 Mädchen, 14 Jungen) hatten unbedeutende Auffälligkeiten an der Urethra ohne Auswirkungen auf den Harnabfluß (z.B. eine sog. Korkenzieher-Urethra); 67 (13%) hatten andere radiologische Auffälligkeiten (Tabelle 3). In 24 Fällen (4,8%) handelte es sich um partielle oder totale Duplikaturen von Harnleiter und Nierenhohlsystem, in 7 Fällen (1,4%) um Nierenparenchymnarben vom Typ der chronischen atrophischen Pyelonephritis. Bei 5 von diesen Kindern wurde das erste Miktionszystourethrogramm erst im Alter von mindestens 13 Jahren durchgeführt. 25 Kinder ohne Reflux wiesen an den Harnwegen operationsbedürftige Befunde auf.

Tabelle 3. Pathologische Befunde an Nieren und Harntrakt im Ausscheidungsurogramm und Miktionszystourethrogramm bei 498 Kindern ohne Reflux und bei 246 Kindern mit Reflux. Alle 744 Kinder wurden nach einer Harnwegsinfektion untersucht

	Anzahl Kinder mit pathol. Befunden Kein Reflux		Reflux	
Alle Kinder	n = 67		n = 103	
Pathologische Befunde:				
Nieren				
Agenesie	6		1	
Doppelung	24	(1 mit Narben)	20	(6 mit Narben)
Hufeisen	2		2	
Zysten	2		1	
Ektopie	1		1	
Hydronephrose	14		4	
Nierenparenchymnarben	7	(1 mit Doppelung)	76	(6 mit Doppelung)
Konkremente	5		3	
Blase, Ureter und Urethra				
Ureterozele	3		2	
Ureterabgangsstenose	6		1	
Uretermündungsstenose	4		2	
Urethrastenose	5		1	
Uhrglasblase	2			
Blasendivertikel	2		1	
Operierte Kinder	25		18 + 34 Ureterneueinpflanzungen	
ohne Operation	42		51	

Einen Reflux hatten bei der Erstuntersuchung 246 Kinder: 143 von ihnen hatten normale Ausscheidungsurogramme, während 103 (42%) entweder im Ausscheidungsurogramm oder im Miktionszystourethrogramm weitere pathologische Befunde aufwiesen. 76 (31%) hatten eine chronische Pyelonephritis, 6 von ihnen außerdem Doppelnieren. 27 Kinder ohne Nierenparenchymnarben (11%) hatten weitere pathologische Befunde an den Harnwegen, 14 von diesen einen Doppelureter.
Insgesamt fand sich eine Ureterdoppelung bei 8% der Kinder mit und bei 4,8% der Kinder ohne Reflux; dies stimmt mit den Befunden von Atwell und Mitarbeitern (14) überein. Die überwiegende Mehrzahl (92%) der Kinder mit Nierenparenchymnarben hatte im ersten angefertigten Miktionszystourethrogramm einen Reflux. Weil bei manchen in den ersten Jahren des Berichtszeitraums beobachteten Kindern die Miktionszystourethrographie erst nach einer längeren Wartezeit angefertigt wurde, ist es wahrscheinlich, daß ein vorher vorhandener vesikoureteraler Reflux bei einigen von ihnen schon spontan verschwunden war.

Befunde

Das Geschlechtsverhältnis und das Alter z.Z. der Vorstellung in der Klinik wiesen zwischen Kindern mit und solchen ohne Reflux keine Unterschiede auf. Dagegen waren Kinder mit der Kombination von Reflux und entweder röntgenologisch nachweisbaren Nierenparenchymnarben oder Vorliegen einer anderen Anomalie an den Harnwegen z.Z. der Vorstellung in der Klinik im Durchschnitt älter als diejenigen mit normalem Ausscheidungsurogramm (Tabelle 4).

Tabelle 5 zeigt die Hauptsymptome und die Häufigkeit mindestens zweier bakteriologisch gesicherter Harnwegsinfektionen sowie auffällig kleiner und auffällig großer Körperlängen bei Kindern mit und ohne Reflux.

Hauptsymptome

Lenden- oder Leibschmerzen kamen bei Kindern mit Reflux etwas häufiger vor als bei

Tabelle 4. Alter bei der Erstvorstellung von 744 Kindern mit Harnwegsinfektion. Bei der Erstuntersuchung hatten 246 einen Reflux, 498 keinen Reflux. 103 Kinder mit Reflux hatten zusätzlich pathologische Röntgenbefunde, die im einzelnen in Tabelle 3 aufgeführt sind. 76 von diesen 103 Kindern hatten röntgenologisch nachweisbare Nierenparenchymnarben, 27 nicht ($\chi^2 = 12{,}1$; df. 4; $P < 0{,}025$)

Alter bei Vorstellung (J.)	Kinder ohne Reflux						Kinder mit Reflux								Zusammen	
	Röntgenbefunde				Zusammen		IvP		IvP patholog.							
	normal		patholog.				normal		Zusammen		keine Narben		Narben			
	n	%	n	%	n	%	n	%	n	%	n	%	n	%	n	%
Unter 1	94	22	14	21	108	22	28	20	9	9	2	7	7	9	37	15
1	16	4	4	6	20	4	7	5	8	8	4	15	4	6	15	6
2–4	113	26	22	33	135	27	44	30	31	30	9	33	22	29	75	30
5–8	141	33	22	33	163	33	52	36	34	33	8	30	26	43	86	35
9-12	67	15	5	7	72	14	12	9	21	20	4	15	17	22	33	13
	431	100	67	100	498	100	143	100	103	100	27	100	76	100	246	100

Tabelle 5. Wichtigste klinische Symptome, nachgewiesene vorausgegangene rezidivierende Harnwegsinfektionen und Körperlängen-Perzentilen bei der Erstuntersuchung von 744 Kindern mit Harnwegsinfektion mit oder ohne Reflux

	Kinder ohne Reflux						Kinder mit Reflux							
	Röntgenbef. normal		Röntgenbef. patholog.		Zusammen		IvP normal		IvP patholog.		Zusammen		Zusammen	
	n	%	n	%	n	%	n	%	n	%	n	%	n	%
	431		67		498		143		103		246		744	
Hauptsymptome														
Fieber	141	33	32	48	173	35	72	50	69	67	141	57	314	42
Lenden- oder Leibschmerzen	122	28	24	36	146	29	54	38	31	30	85	35	231	31
Enuresis im Alter v. 5 Jahren	75/	36	10/	37	85/	36	22/	34	28/	51	50/	42	135/	38
	208		27		235		65		55		120		355	
Anamnese														
mind. 2 nachgewiesene HWI	109	25	22	33	131	26	27	19	41	40	68	28	199	27
Körperlänge														
10. Perzentile u. kleiner	51	12	11	16	62	12	6	4	21	20	27	11	89	12
90. Perzentile u. größer	59	14	13	19	72	14	20	14	16	16	36	15	108	15

denen ohne Reflux. Fieber als Hauptsymptom war bei Kindern mit Reflux erheblich gehäuft (Tabelle 6). Von den Kindern ohne Reflux hatte ⅓ derer mit röntgenologisch normalen Nieren Fieber, dagegen fast die Hälfte derer mit röntgenologisch nicht normalen Nieren ($\chi^2 = 5{,}79$, df. 1; $P < 0{,}025$). Überraschend ist, daß nur 8 von den 25 Kindern mit Operationsindikation Fieber hatten; hieraus folgt, daß man afebrile Harnwegsinfektionen nicht auf die leichte Schulter nehmen darf. Von den Kindern mit Reflux hatten 57% bei der Vorstellung in der Klinik Fieber; von den Kindern mit Reflux und weiteren Anomalien hatten ⅔ Fieber, gleichgültig ob Nierenparenchymnarben bestanden oder nicht; dagegen fand sich bei denen mit Reflux, aber röntgenologisch normalen Nieren, in der Hälfte der Fälle Fieber ($\chi^2 = 6{,}75$; $P < 0{,}01$).

38% aller Kinder mit Harnwegsinfektion, die im Alter von 5 Jahren oder mehr vorgestellt wurden, waren Bettnässer; die Hälfte der Kinder mit Reflux und zusätz-

Tabelle 6. Fieber als klinisches Hauptsymptom bei 744 Kindern mit Harnwegsinfektion mit oder ohne Reflux ($\chi^2 = 34{,}4$; df. 1; $P < 0{,}001$)

Hauptsymptom	Kinder ohne Reflux	Kinder mit Reflux	Zusammen
Fieber	173	141	314
Andere	325	105	430
	498	246	744

lich einer anderen Anomalie des Harntrakts näßte z. Z. der Vorstellung in der Klinik ein (Tabelle 5).

Körperlänge

Beim statistischen Gruppenvergleich ergab sich zwischen den Körperlängen der Kinder mit und ohne Reflux z. Z. der Vorstellung in der Klinik kein signifikanter Unterschied. Dagegen ist bemerkenswert, daß von den Kindern mit Reflux und sonst normalen Nieren nur sehr wenige bei der Vorstellung mit der Körperlänge auf oder unter der 10. Perzentile lagen, während dies für 20% der Kinder mit Reflux und röntgenologisch nachweisbaren Nierenparenchymnarben der Fall war. Umgekehrt lagen von diesen Kindern 16% auf oder über der 90. Perzentile für die Körperlänge (Tabelle 5).

Vorausgehen von rezidivierenden Harnwegsinfektionen

Zwei oder mehr nachgewiesene Harnwegsinfektionen fanden sich bei Kindern mit (28%) und solchen ohne Reflux (26%) ungefähr gleich häufig (Tabelle 5). Dagegen ergaben sich innerhalb der Gesamtgruppe der Kinder mit Reflux folgende Unterschiede: Mindestens zwei nachgewiesene Harnwegsinfektionen waren bei 27 von 142 Kindern mit normalen Nieren vorausgegangen (19%), aber bei 35 der 76 Kinder mit röntgenologisch nachweisbaren Nierenparenchymnarben (46%) ($\chi^2 = 18{,}64$; df. 1; $P < 0{,}001$) (Tabelle 7). Diese Beobachtung und die Tatsache, daß in unserem Patientengut Kinder mit Reflux und röntgenologisch nachweisbaren Nierenparenchymnarben bei der Vorstellung älter waren als die anderen, ist mit der Annahme vereinbar, daß rezidivierende bakterielle Infektionen ein wichtiger Faktor in der Entwicklung von Nierenparenchymnarben vom Typ der chronischen atrophischen Pyelonephritis sind.

Tabelle 7. Häufigkeit vorausgegangener wiederholter Schübe von Harnwegsinfektion (bakteriologisch gesichert) bei 246 Kindern mit Reflux; Vergleich von Patienten mit und ohne röntgenologisch nachweisbare Nierenparenchymnarben ($\chi^2 = 18{,}64$; df. 1; $P < 0{,}001$)

Anzahl voraus-gegangener Schübe HWI	Kinder mit Reflux: Keine Parenchymnarben	Kinder mit Reflux: Parenchymnarben	Zusammen
mindestens 2	33	35	68
weniger als 2	137	41	178
	170	76	246

Hypertonie

20 Kinder hatten bei der Erstvorstellung in der Klinik einen erhöhten Blutdruck. Bis auf 2 Ausnahmen hatten diese Kinder alle einen Reflux und röntgenologisch nachweisbare Nierenparenchymnarben. Beide Kinder mit Hypertonie, aber ohne Reflux

hatten schwere Nierenschädigungen, einer im Zusammenhang mit Nierensteinen und der andere im Zusammenhang mit posterioren Urethralklappen.

Bakteriologie

Die bei der Erstuntersuchung nachgewiesenen Harnkeime sind in Tabelle 8 zusammengestellt. E. coli wurde bei den Kindern mit Reflux in 72% und bei denen ohne Reflux in 73% der Fälle gefunden. Das Spektrum der nachgewiesenen Erreger war bei den Kindern mit Reflux und Nierenparenchymnarben oder einer anderen Anomalie reichhaltiger als bei den anderen.

Tabelle 8. Bei der Erstuntersuchung nachgewiesene Erreger bei 744 Kindern mit Harnwegsinfektion

Erreger	Kinder ohne Reflux Röntgenbefunde normal		patholog.		Zusammen		Kinder mit Reflux IvP normal		IvP patholog.		Zusammen	
	n	%	n	%	n	%	n	%	n	%	n	%
E. coli	316	73	48	72	364	73	114	80	67	65	178	72
Proteus	65		15		80		16		15		32	
Andere	50		4		54		13		21		36	
	431		67		498		143		103		246	

Antikörperbildung gegen E. coli [13]

Im Anschluß an 42 Infektionen bei Kindern mit pathologischen Röntgenbefunden wurden erhöhte Titer von 0-Antikörpern gegen E. coli in 59% der Fälle gefunden; 38 dieser 42 Kinder hatten einen Reflux. Im Vergleich dazu fanden wir im Anschluß an 36 Harnwegsinfektionen bei Kindern mit normalem Harntrakt einen Antikörperanstieg in 33% der Fälle.

Krankheitsverlauf

Bei 580 Kindern wurde für mindestens 6 Monate eine antibiotische Reinfektionsprophylaxe in niedriger Dosis durchgeführt; 376 waren ohne Reflux, 204 hatten einen Reflux [6, 7, 15].

Bei 77 Kindern war eine Operation erforderlich, 25 von ihnen hatten keinen Reflux; meistens bestand die Operationsindikation in einer Obstruktion oder in Konkrementen. Bei 34 Kindern wurde eine Ureterneuimplantation durchgeführt, in 30 Fällen bei Kindern mit röntgenologisch nachweisbaren Nierenparenchymnarben; die große Mehrzahl dieser Neueinpflanzungen wurde vor 1963 vorgenommen. Bei weiteren 18 Kindern mit Reflux wurden andere Operationen durchgeführt, wie z. B. Nephroureterektomie, Obstruktionsbeseitigung oder Lithotomie.

Zusätzlich zu der niedrig dosierten antibiotischen Reinfektionsprophylaxe wurde auf regelmäßige, häufige und vollständige Blasenentleerung und auf regelmäßige

Darmentleerung geachtet [15]. Bei der Verabreichung von Co-Trimoxazol wurde das Medikament in bis zu 90% der Fälle regelmäßig genommen, bei der Verabreichung von Nitrofurantoin fast ebenso häufig.

Während einer Prophylaxezeit von 1017 Monaten bei 73 Kindern ohne Reflux kam es nicht zu einem einzigen Rezidiv. Dagegen stellten sich bei 57 Kindern mit Reflux während 1620 Prophylaxemonaten 6 Reinfektionen ein.

Nach Beendigung der Prophylaxe wurden 53 Kinder ohne Reflux oder Obstruktion mindestens ein Jahr lang beobachtet; 43% von ihnen hatten in dieser Zeit eine Reinfektion, meist innerhalb der ersten 3 Monate nach Beendigung der Prophylaxe. Dagegen beobachteten wir bei 9 Kindern, deren Reflux während des Jahres vor Beendigung der Prophylaxe spontan verschwunden war, nur in einem einzigen Fall eine weitere Infektion; es handelte sich um ein Mädchen, dessen Prophylaxe zwei Jahre zuvor beendet worden war.

Man könnte an die Möglichkeit denken, daß der durch den zurückgeflossenen Harn verursachte Restharn für die vermehrte Infektionsanfälligkeit bei Kindern mit Reflux verantwortlich sein könnte. Bei den Kindern ohne Reflux oder Obstruktion könnten andere Unzulänglichkeiten der Blasenentleerung für eine nach Beendigung der Prophylaxe persistierende Infektanfälligkeit verantwortlich gewesen sein, z. B. seltene oder unvollständige Miktionen [16].

Prognose

Nierennarben und Hypertonie

Es gibt nur wenige Informationen über den natürlichen Krankheitsablauf bei unbehandelten Kindern mit Harnwegsinfektion mit und ohne Reflux. Die Oxford-Cardiff-Studie über zufällig entdeckte Bakteriurien bei Mädchen im schulpflichtigen Alter zeigte, daß röntgenologisch nachweisbare Nierenparenchymnarben so gut wie ausschließlich bei Patientinnen mit Reflux vorkamen [3]. In dieser Studie konnte auch für schulpflichtige Mädchen mit zufällig entdeckter Bakteriurie gezeigt werden, daß der Reflux mit zunehmendem Alter häufig verschwindet; zum gleichen Ergebnis kamen wir selbst bei der Beobachtung von Kindern mit symptomatischer Harnwegsinfektion [5]. Frische Nierenparenchymnarben entwickelten sich bei mehr als 5 Jahre alten Mädchen mit asymptomatischer Bakteriurie sehr selten; bei den in Cardiff und Oxford untersuchten Mädchen entwickelten sich neue Narben nur in Nieren, die schon bei der ersten Untersuchung röntgenologisch nachweisbare Narben aufgewiesen hatten; ohne Harnwegsinfektion und ohne Reflux gab es keine Zunahme der Nierenparenchymnarben.

Wir selbst beobachteten bei einem Jungen ohne Reflux die Entwicklung einer schweren Hypertonie während der Adoleszenz. Bei diesem Jungen waren in der frühen Kindheit Nierensteine entfernt worden; schon zu dieser Zeit hatten sich röntgenologisch nachweisbare Nierenparenchymnarben entwickelt. Außerdem beobachteten wir bei 4 Patienten mit Reflux und Nierenparenchymnarben während der Nachbeobachtungszeit einen so starken Anstieg des Blutdrucks, daß eine antihypertensive Therapie notwendig war. Bei einem dieser 4 Kinder, einem Jungen, entwickelte sich die Hypertonie 8 Jahre nach Refluxbeseitigung durch Ureterneueinpflanzung. Auch Williams und Mitarbeiter berichteten kürzlich über die späte Entwicklung einer Hypertonie nach operativer Refluxbeseitigung; mindestens 10 Jahre nach der Operation hatten 12,8% ihrer Kinder eine Hypertonie entwickelt. Alle hatten z.Z. der Feststellung der Hypertonie röntgenologisch nachweisbare Nierenparenchymnarben [18].

Neue Parenchymnarben

Das seltene Phänomen der Entwicklung neuer Nierenparenchymnarben findet sich fast ausschließlich in Berichten über Kinder mit Reflux von weniger als 5 Jahren mit vorausgegangener Harnwegsinfektion [10, 12, 14]. Wir sahen in unserer Klinik nur bei 4 Kindern neue Narben oder eine Größenzunahme schon bestehender Narben; alle diese Kinder kamen unregelmäßig zu den Kontrolluntersuchungen und nahmen die verordneten Medikamente unregelmäßig. Bei weiteren 8 Kindern mit Harnwegsinfektionen in der Anamnese, die bei der ersten Untersuchung in unserer Klinik einen Reflux und röntgenologisch nachweisbare Nierenparenchymnarben aufwiesen, erhielten wir aus anderen Krankenhäusern Ausscheidungsurogramme mit normalen Befunden [14]. Wir haben nicht erlebt, daß rezidivierende Infektionen bei normalem Harntransport, vor allen Dingen beim Fehlen eines Refluxes, zur Entwicklung von Nierenparenchymnarben geführt haben. Die wenigen anderslautenden Berichte in der Literatur [19] könnten darauf beruhen, daß ein vorbestehender Reflux z.Z. der Untersuchung schon spontan verschwunden war, oder daß bei den einzelnen Patienten die Zystographie und die zum Nachweis der Nierenparenchymnarben führende Ausscheidungsurographie zu verschiedenen Zeiten ausgeführt wurden.

Nierenwachstum

Die Nieren von Kindern ohne Harnstauung und ohne Reflux scheinen trotz wiederholter symptomatischer oder asymptomatischer Reinfektionen normal zu wachsen. Wenn man den Harntrakt von Reinfektionen freihält, wachsen Nieren sogar beim Vorliegen eines Refluxes normal, sofern es sich nicht um die schwersten Refluxgrade handelt. Dagegen kann das Nierenwachstum nach einer bakteriellen Infektion beim Vorliegen eines Refluxes vorübergehend beeinträchtigt sein, selbst wenn keine röntgenologisch nachweisbaren Nierenparenchymnarben entstehen (unveröffentlichte eigene Beobachtungen).

Zusammenfassung und Schlußfolgerungen

Der vesikoureterorenale Redlux ist bei Kindern mit Harnwegsinfektion häufig, neigt aber mit der Zeit zum spontanen Verschwinden. Bei Kindern mit Reflux findet man sowohl angeborene als auch erworbene Anomalien; die für eine chronische Pyelonephritis kennzeichnenden Nierenparenchymnarben entwickeln sich fast ausschließlich bei Patienten mit Reflux. Wenn man bei derartigen Patienten keinen Reflux nachweisen kann, könnte er ursprünglich bestanden und sich spontan zurückgebildet haben.

In einer Untersuchung von 744 Kindern mit Harnwegsinfektion fanden wir bei den Patienten mit Reflux häufiger Fieber als bei denen ohne Reflux. Die übrigen Symptome fanden sich bei Patienten mit und ohne Reflux gleich häufig. Kinder mit Reflux und Nierenparenchymnarben wurden erst im höheren Alter in der Klinik vorgestellt als die mit normalen Röntgenbefunden am Harntrakt. Dieser Umstand und die größere Häufigkeit von Fieber legen den Verdacht nahe, daß die Kombination von Harnwegsinfektion und Reflux in der Pathogenese des Nierenparenchymschadens eine Rolle spielen. Das Problem des intrarenalen Refluxes und der Entstehungsmechanismus der Nierenparenchymnarben und eines verminderten Nierenwachstums gehören nicht zum Thema dieses Beitrags.

Wir haben den Reflux so diskutiert, als handle es sich bei ihm um eine Entität. In Wirklichkeit sind Ätiologie, Schweregrad, Prognose und Auswirkungen eines Refluxes von Patient zu Patient sehr verschieden.

Danksagungen

Diese Untersuchungen wurden durch Zuwendungen zahlreicher Einrichtungen ermöglicht (z. B. The Medical Research Council, The National Kidney Research Fund, U.C.H. Special Research Funds).

Für Hilfe und Ermunterung während einer 20jährigen Verlaufsbeobachtung danke ich dem verstorbenen Professor Lord Rosenheim, Herrn Dr. B.E. Schlesinger und Dr. R.E. Bonham Carter, Professor L.B. Strang, meinem Ehemann Professor I.C.S. Normand, Dr. Robert Boyd und Dr. Gary Katz; für gute Zusammenarbeit danke ich den Doctores John Hodson, David Edwards und R.N. Grüneberg, für technische Hilfe und Schreibarbeiten Mrs. Nina Prescod, B.Sc., Mrs. Anne Leakey, B.Sc. und Mrs. Marjorie Bedford. Schließlich danke ich Schwester Jo March, ihren Vorgängern und ihren Mitarbeitern für unermüdliche Hilfe bei der Betreuung der Patienten.

Literatur

1. Atwell JD, Cook PL, Howell CJ, Hyde I, Parker BC (1974) Familial incidence of bifid and double ureters. Arch Dis Childh 49:390–393
2. Baker R, Maxted WC, Maylath J, Shuman I (1966) Relation of age, sex and infection to reflux: data indicating high spontaneous cure rate in paediatric patients. J Urol 95:27–32
3. Cardiff-Oxford Bacteriuria Study Group (1978) Sequelae of covert bacteriuria in schoolgirls – a four year follow-up study. Lancet 1:889–893
4. de Vargas A, Evans K, Ransley P, Rosenberg AR, Rothwell D, Sherwood T, Williams DI, Barratt TM, Carter CO (1978) A family study of vesico-ureteric reflux. J Med Genet 15:85–96
5. Edwards D, Normand ICS, Prescod N, Smellie JM (1977) Disappearance of vesico-ureteric reflux during longterm prophylaxis of urinary tract infection in children. Br Med J 2:285–288
6. Grüneberg RN, Smellie JM, Leakey A (1973) Changes in the antibiotic sensitivities of faecal organisms in response to treatment in children with urinary tract infection. In: Brumfitt W, Asscher AW (eds) Urinary tract infection, vol 2. Oxford University Press, London, p 131
7. Normand ICS, Smellie JM (1965) Prolonged maintenance chemotherapy in the management of urinary infection in childhood. Br Med J 1:1023–1026
8. Reischauer H-C, Olbing H, Stroetges MW, Kuehn U (1969) Disappearance of vesico-renal reflux on conservative treatment. Germ Med Monthly 14:187–189
9. Roberts JA, Riopelle AJ (1977) Vesico-ureteral reflux in the primate : II Maturation of the uretero-vesical junction. Pediatrics 59:566–568
10. Shah KJ, Robins DG, White RHR (1978) Renal scarring and vesico-ureteric reflux. Arch Dis Childh 53:210–218

11. Smellie JM (1970) The disappearance of reflux in children with urinary tract infection during prophylactic therapy. Proc. 4th Int Congr Nephrology, 1969, vol 3. Karger, Basel, pp 357–359
12. Smellie JM, Normand ICS (1975) Bacteriuria, reflux and renal scarring. Arch Dis Childh 50:581–585
13. Smellie JM, Pursell R, Prescod N, Brumfitt W (1973) Relationship between serum antibody titre and radiological findings in children with urinary tract infection. In: Brumfitt W, Asscher AW (eds) Urinary tract infection. Vol. 2, Oxford University Press, London, pp 31–38
14. Smellie JM, Edwards D, Hunter N, Normand ICS, Prescod N (1975) Vesico-ureteric reflux and renal scarring. Kidney Int 8:65–72
15. Smellie JM, Grüneberg RN, Leakey A, Atkin W (1977) Long-term low-dose co-trimoxazole in prophylaxis of childhood urinary tract infection: clinical aspects. Br Med J 2:203–206
16. Smellie JM, Katz G, Grüneberg RN (1978) Controlled trial of prophylactic treatment in childhood urinary tract infection. Lancet 2:175–178
17. Verrier-Jones ER, Meller ST, McLachlan MSF, Sussman M, Asscher AW, Mayon-White RT, Ledingham JGG, Smith JC, Fletcher EWL, Smith EH, Johnston HH, Sleight G (1975) Treatment of bacteriuria in schoolgirls. Kidney Int 8:85
18. Wallace DMA, Rothwell DL, Williams DI (1978) The long-term follow-up of surgically treated vesico-ureteric reflux. Br J Urol 50:479–484
19. Winberg J, Larson H, Bergström T (1971) Comparison of the natural history of urinary infection in children with and without vesico-ureteric reflux. In: Kincaid-Smith P, Fairley K (eds) Renal infection and renal scarring. Mercedes, Melbourne, pp 293–302
20. Lead article (1975) Vesico-ureteral reflux and its familial distribution. Br Med J 2:726

Hypertonie bei Kindern mit Harnwegsinfektion und Nierenparenchymnarben

H. J. Bachmann, J. Schmeck, E. Brunier, H. Olbing

Das Wissen über die Häufigkeit der Hypertonie bei Kindern mit rezidivierenden Harnwegsinfektionen (HWI) ist gering. Während einige Autoren den Nachweis einer Hypertonie bei Patienten mit HWI für eine Rarität halten [11, 12, 13] berichten andere über eine Hypertoniehäufigkeit von 20–30% [3, 20]. Diese Diskrepanzen könnten durch Unterschiede in der Auswahl der Patienten, durch Unterschiede in der Definition dessen, was man als HWI bezeichnet, und durch Unterschiede in der Definition der Hypertonie bedingt sein.

Wir untersuchten 2 Gruppen von Kindern mit HWI. In der einen Gruppe waren radiologisch Nierenparenchymnarben nachweisbar, in der zweiten Gruppe waren die Nieren röntgenologisch normal. Die Häufigkeit der Hypertonie in der Gruppe der Kinder mit Nierenparenchymnarben betrug 20%; alle Kinder ohne Nierenparenchymnarben waren normoton.

Patienten und Methodik

Patienten

101 Kinder mit und ebenso viele ohne Nierenparenchymnarben wurden retrospektiv untersucht (53 Jungen, 149 Mädchen; Alter 0–17 Jahre). Die Kinder wurden in einer Spezialambulanz in 1–6monatigen Abständen untersucht. Die Dauer der HWI-Erkrankung betrug in beiden Gruppen 1–14 Jahre. Patienten mit HWI wurden – ohne weitere Selektion – nach den radiologischen Kriterien (siehe unten) einer der beiden Untersuchungsgruppen zugeordnet.

Blutdruck

Die Zuordnung zur Hypertoniegruppe erfolgte, wenn bei mindestens 3 voneinander unabhängigen Messungen die systolischen und/oder diastolischen Werte oberhalb der 95. Perzentile des Altersnormbereiches [15] lagen. Die Blutdruckmessung erfolgte als Routinemaßnahme im Rahmen der körperlichen Untersuchung des Patienten. Von 180 Patienten wurden die Ergebnisse der Blutdruckmessung, die in den Krankenblättern dokumentiert waren, für unsere retrospektive Analyse als ausreichend zuverlässig angesehen, weil die Ergebnisse von wenigstens 3 Messungen in dem gleichen Blutdruckbereich lagen. Bei den übrigen 22 Kindern erfolgten Nachuntersuchungen, weil entweder weniger als 3 Blutdruckmessungen in den Krankenblättern dokumentiert waren oder weil die Ergebnisse der einzelnen Messungen stark differierten. Die Nachuntersuchung wurde mit dem Sphygmomanometer der London School of Hygiene and Tropical Medicine durchgeführt, um Fehler, die durch die Voreingenommenheit des Untersuchers (Bias) bedingt sind, zu vermeiden [16]. Für die Messung wurden 3 Manschettenbreiten verwendet (5, 8–9, 12–13 cm). Für den jeweiligen Patienten wurde die Manschette ausgewählt, die mindestens ⅔ der Oberarmlänge bedeckte.

Nierenparenchymnarben

Für die Definition der Parenchymnarbe wurden die radiologischen Kriterien von Hodson u. Edwards [5], das gleichzeitige Vorhandensein einer Verschmälerung des Parenchymmantels und eine dazu korrespondierende Verplumpung der Kelchenden, verwendet. Nach dem Ausmaß der Narbenbildung erfolgte nach dem Vorschlag von Smellie u. Mitarb. [20] eine Einteilung in 4 Schweregrade (A–D). Jedes Ausscheidungsurogramm wurde von 2 erfahrenen Untersuchern bewertet: A nicht mehr als 2 Narben; B mehr als 2 Narben, aber gleichzeitig noch intaktes Nierengewebe vorhanden; C generalisierte Verschmälerung des Parenchymmantels mit korrespondierender Veränderung an allen Kelchenden; D kleine, geschrumpfte Niere mit geringer oder fehlender Funktion.

Ausscheidungsurogramm

Für die Auswertung wurden nur solche Patienten akzeptiert, bei denen die Kelchenden und die Außenkonturen des Nierenparenchyms gut erkennbar waren. Das Urogramm wurde nach sorgfältiger Vorbereitung des Patienten (nüchtern, nach abführenden Maßnahmen) und in einer standardisierten Methodik (Fokus-Film Abstand 100 cm, Kontrastmittel: Urovison, standardisierte Kontrastmitteldosis) durchgeführt. Bei starker Darmüberlagerung der Nieren wurde der Magen mit Flüssigkeit aufgefüllt.

Miktionszystourethrogramm

Nach Einlegen einer Nahrungssonde (Charrier 8) in die Blase langsames Auffüllen der Blase mit angewärmtem 30%igen Kontrastmittel, wobei der hydrostatische Druck 100 cm nicht überschreitet. Durchleuchtungskontrolle mit wenigstens 4 Zielaufnahmen während der Auffüllungs- und Entleerungsphase.

Harnwegsinfektion

Beweisend für eine Harnwegsinfektion wurden folgende Kriterien angesehen: Jedes Bakterienwachstum in einem durch Blasenpunktion gewonnenen Urin; bei Jungen 10^5 oder mehr Keime/ml Urin – gewonnen in 2 aufeinanderfolgenden Mittelstrahlurinen; bei Mädchen 10^3 oder mehr Keime/ml Urin – gewonnen durch Blasenkatheterisierung.

Nach dem Vorschlag von Jodal u. Hanson [8] haben wir versucht, auf Grund klinischer Befunde zwischen Harnwegsinfektionen mit und ohne direkten Hinweis auf eine Pyelonephritis zu unterscheiden. Fieber, Druck- oder Klopfschmerz im Nierenlager, Erbrechen, Leukozytose, Linksverschiebung, starke Beschleunigung der Blutsenkung und positives C-reaktives Protein wurden als Hinweis auf eine Pyelonephritis angesehen.

Obstruktion

Bei den in diese Untersuchung aufgenommenen Patienten mit Harntransportstörungen war zum Zeitpunkt der Blutdruckanalyse die Obstruktion soweit wie möglich korrigiert. Der Nachweis einer sogenannten Meatusstenose bei Mädchen wurde nicht als Obstruktion bewertet.

Glomeruläre Filtrationsrate (GFR)

Die Serum-Kreatinin-Bestimmung (mg/dl) wurde mit einem Technikon-Autoanalyser durchgeführt. Die Kreatinin-Clearance (ml/min/1,73 m^2) wurde nach den Angaben von Schwartz u. Mitarb. [18] nach der folgenden Formel berechnet:

$$\frac{\text{Körperlänge (cm)} \times 0{,}55}{\text{Serum-Kreatinin (mg/dl)}}$$

Ergebnisse

Alle Patienten ohne Nierenparenchymnarben hatten normale Blutdruckwerte; 20 von

Tabelle 1. Klinische Daten von 20 Kindern mit Nierenparenchymnarben und Hypertonie

Patienten Nr.	Alter (Jahre)	Geschlecht	Blutdruck (mm/Hg)	Serum-Kreatinin (mg/dl)
1	0,3	M	130/110	0,9
2	1,0	M	130/ 95	1,1
3	1,5	M	120/ 80	0,8
4	1,7	M	120/ 85	1,1
5	2,2	M	130/ 90	0,4
6	3,7	M	140/110	6,6
7	4,0	M	120/ 65[b]	0,6
8	5,5	W	110/ 85[a]	0,6
9	6,3	M	130/ 90	0,8
10	7,1	W	110/ 85[a]	0,8
11	7,5	M	130/ 80[b]	0,75
12	8,0	W	130/100	0,6
13	9,5	M	160/100	7,0
14	10,3	M	150/110	1,2
15	10,3	W	120/ 90[a]	0,85
16	11,7	W	150/105	1,0
17	12,5	M	130/100[a]	2,1
18	13,7	W	150/ 90	8,3
19	14,0	M	145/ 90[b]	13,0
20	14,0	W	240/180	1,1

[a] isolierte Erhöhung des diastolischen Blutdrucks
[b] isolierte Erhöhung des systolischen Blutdrucks

101 (20%) mit Nierenparenchymnarben dagegen eine Hypertonie. Bei 13 von ihnen bestand eine Erhöhung des systolischen und diastolischen Blutdrucks, bei 4 war nur der diastolische und bei weiteren 3 nur der systolische Blutdruck erhöht. Es handelt sich um 13 Jungen und 7 Mädchen. Zum Zeitpunkt der Untersuchung waren 5 der 20 Patienten mit Hypertonie 1–3 Jahre, sechs 4–8 Jahre und neun 9–15 Jahre alt (Tabelle 1). Bei 8 Patienten wurde die Hypertonie als so schwer eingeschätzt, daß eine antihypertensive Therapie gerechtfertigt erschien.

Bei den Jungen bestand eine enge Korrelation zwischen Hypertonie und Harntransportstörung (Tabelle 2). Bei 11 der 13 Jungen mit Hypertonie bestand eine korrigierte Obstruktion im Bereich der ableitenden Harnwege. Unter den 7 Mädchen mit Hypertonie fand sich eine Obstruktion nur bei 2 Patienten. Insgesamt bestand bei 47 der 101 Patienten mit Nierenparenchymnarben (35 Jungen) eine Harntransportstörung. 13 von ihnen hatten eine Hypertonie.

14 der 20 Patienten mit Hypertonie hatten beidseitig, nur 4 von ihnen einseitig Nierenparenchymnarben. Bei 2 weiteren Patienten bestand eine Einzelniere mit Narben. Unterteilt man die betroffenen Nieren mit Parenchymnarben nach dem Vorschlag von Smellie in die 4 Gruppen A bis D, so ergibt sich folgendes Bild: 22mal findet sich der Typ C, 9mal Typ B, 2mal Typ A und 1mal Typ D.

Bei 16 der Kinder mit Hypertonie fand sich ein vesikoureteraler Reflux, bei 13 von ihnen war er beidseitig nachweisbar. Insgesamt betrug der Anteil der Patienten mit vesikoureteralem Reflux in der Gruppe der Kinder mit Narben 86%, in der Gruppe ohne Narben 38% ($P = 0{,}0001$).

Tabelle 2. 202 Kinder mit rezidivierenden Harnwegsinfektionen (mit und ohne Nierenparenchymnarben): Harntransportstörung, Reflux, Art der Symptomatik und Kreatinin-Clearance

	Keine Nierenparenchymnarben (N = 101)	Nierenparenchymnarben (N = 101)	P	Nierenparenchymnarben und Hypertonie (N = 20)
Harntransportstörung				
Jungen	0	35		11
Mädchen	13	12		2
Summe	13	47	< 0,001	13
Reflux				
1seitig	18	43		3
2seitig	20	43		13
Summe	38	86	< 0,001	16
Art der Harnwegsinfektion[a]				
Pyelonephritis	25	69	< 0,001	15
Cystitis	76	32		5
Kreatinin-Clearance (ml/min/1,73 m²)				
< 40	0	15		8
40–80	0	21		3
> 80	101	65	< 0,001	9

[a] nach klinischen Kriterien [8]

Die Mehrzahl der Patienten mit Nierenparenchymnarben (68%) und mit Hypertonie (75%) hatten bei der überwiegenden Zahl der HWI die Symptomatik einer Pyelonephritis, die Mehrzahl der Patienten ohne Nierenparenchymnarben die Symptomatik einer Entzündung im unteren Harntrakt oder eine asymptomatische Bakteriurie (75%) ($P < 0{,}001$).

9 der 20 Patienten mit Hypertonie hatten eine normale Kreatinin-Clearance (> 80 ml/min/1,73 m^2), bei 3 Patienten betrug sie 40–80 ml/min/1,73 m^2 und bei 8 Patienten war sie auf Werte unter 40 ml/min/1,73 m^2 erniedrigt. Bei 25 weiteren Patienten mit Parenchymnarben betrug die Kreatinin-Clearance weniger als 80 ml/min/1,73 m^2, der Blutdruck war jedoch normal.

Diskussion

In unserer Untersuchung sind alle Kinder mit rezidivierenden Harnwegsinfektionen, die keine Nierenparenchymnarben haben, normoton. Bei anderen in der Literatur vorhandenen Berichten über Kinder mit rezidivierenden Harnwegsinfekten, die vergleichbare Resultate angeben [11–13], fehlen ausreichende Informationen über Häufigkeit und Ausmaß der Narbenbildung im Bereich des Nierenparenchyms und über das Vorhandensein oder Fehlen von Harntransportstörungen.

Einen Hochdruck hatten 20% unserer Kinder mit Nierenparenchymnarben. Die gleiche Häufigkeit wird von Smellie u. Mitarb. [20] berichtet. Kimmel berichtete 1942 [10] über 75 Kinder mit Nierenparenchymnarben, bei 56 von ihnen waren sie einseitig und bei 19 beidseitig vorhanden; 8 von ihnen (10,7%) hatten eine Hypertonie (systolisch über 140 mm Hg, diastolisch über 90 mm Hg) und weitere 8 Blutdruckwerte an der Grenze zwischen normal und pathologisch (systolisch über 120 mm Hg, diastolisch über 80 mm Hg).

Bei 16 unserer 20 Patienten mit Hypertonie war die Narbenbildung im Bereich der Nieren beidseitig oder betraf eine Einzelniere. Die Narbenbildung war bei 32 von 34 pathologischen Nieren erheblich: 22mal Typ C, 9mal Typ B, 1mal Typ D. Dies spricht für eine mögliche Korrelation zwischen dem Ausmaß der Narbenbildung und der Häufigkeit der Hypertonie. Nach Heale [3] hatte nur eines von 214 Kindern (0,5%) mit Narben, die 1–3 Kelchenden betreffen, eine Hypertonie. Im Gegensatz dazu waren es 38 von 128 Kindern (30%), bei denen die Narbenbildung mehr als 4 Kelchenden betraf.

Von einigen Faktoren, wie Obstruktion, Infektion und Reflux wird angenommen, daß sie die Entwicklung von neuen oder das Fortschreiten schon vorhandener Narben im Nierenparenchym begünstigen. Die Analyse dieser Risikofaktoren bei unseren Patienten zeigt, daß Obstruktion und Reflux in der Gruppe mit Nierenparenchymnarben häufiger sind als in der Gruppe ohne Nierenparenchymnarben (86% : 47% bzw. 38% : 13%, $P < 0{,}001$). In der Gruppe der Patienten mit Hypertonie sind Obstruktion und Reflux ähnlich häufig (65% bzw. 80%).

In dem Bericht vom Smellie u. Mitarb. [20] werden nur Patienten ohne Obstruktion berücksichtigt, und in dem Bericht von Heale [3] fehlen Informationen über Harntransportstörungen. Quinby [14] teilt eine Kasuistik von einem 14 Jahre alten Jungen mit einseitiger Hydronephrose und Hypertonie mit. Butler [2], der in seinem

Bericht über 27 Kinder mit Pyelonephritis und Hypertonie informiert, diskutiert ausführlich über 6 Patienten: bei 2 von ihnen bestand eine obstruktive Uropathie (Fall 3 u. 5). Auch Kimmel [10] berichtet über 2 von 8 Patienten mit Hypertonie, bei denen eine Hydronephrose vorliegt. In unserem eigenen Patientengut hatten 13 der 47 Patienten mit korrigierter Harntransportstörung eine Hypertonie (28%), während es in der Gruppe der 54 Patienten ohne Harntransportstörung nur 7 (14%, $P = 0{,}05$) sind.

Wie häufig es bei Patienten mit Reflux zur Hypertonieentstehung kommt, ist noch nicht ausreichend geklärt. Hodson u. Mitarb. [6] beobachteten eine mäßig ausgeprägte Hypertonie bei einer kleinen Zahl von Schweinen mit artefiziellem Reflux. Über Kinder mit Reflux und Hypertonie liegen aus mehreren Zentren Analysen vor: Stickler u. Mitarb. berichten über 10 Patienten [22]; Holland u. Mitarb. über 7 Kinder [7]; Smellie u. Mitarb. über 17 Patienten [20], 6 von ihnen hatten eine maligne Hypertonie; Stecker u. Mitarb. [21] über 3 Patienten mit Hypertonie, 1–19 Jahre nach Ureterneueinpflanzung; Hicks u. Mitarb. [4] über 8 Patienten und Heale [3] über 39 Patienten.

Viele der Patienten mit Hypertonie und Nierenparenchymnarben, über die in den obengenannten Arbeiten berichtet wird, hatten eine normale oder eine fast normale glomeruläre Nierenfunktion; diese Befunde sprechen dafür, daß das Blutdruckniveau nicht direkt von dem Grad der Einschränkung der exkretorischen Nierenfunktion abhängig ist. Eine normale glomeruläre Nierenfunktion hatten 6 der 8 Patienten, über die Kimmel [10], 18 der 20 Patienten, über die Butler [2], 6 der 11 Patienten, über die Stickler u. Mitarb. [22], 2 der 3 Patienten, über die Stecker u. Mitarb. [21] und 9 der 17 Patienten, über die Smellie u. Mitarb. [20] berichten. Von den 20 Patienten mit Hypertonie und Nierenparenchymnarben, die von uns untersucht wurden, hatten 9 eine normale glomeruläre Funktion. Deutlich höher ist der Prozentsatz der Kinder mit Hypertonie und eingeschränkter Nierenfunktion, über die Heale [3] und Holland u. Mitarb. [7] berichten. Bei Heale haben 29 der 39 Patienten Serum-Harnstoff-Werte über 40 mg% und bei Holland haben alle 7 Patienten eine Kreatinin-Clearance, die unter 70 ml/min beträgt.

Der Nachweis einer hohen Plasma-Renin-Aktivität bei 2 Mädchen mit Hypertonie und Reflux-Nephropathie [19] und bei einigen anderen Patienten [7, 21] könnte für eine Hochdruckpathogenese sprechen, bei der eine fokale Ischämie eine Rolle spielt. Einige Befunde sprechen auch dafür, daß die renale segmentale Hypoplasie, eine Erkrankung, die mit einer schweren Hypertonie einhergeht [1, 9], nicht Folge einer Entwicklungsstörung [17], sondern Folge eines intrarenalen Refluxes ist.

Die Ansicht darüber, welchen langfristigen Einfluß die operative Refluxbeseitigung auf das Blutdruckniveau eines Patienten hat, ist umstritten; eine Entscheidung ist nach den bislang vorliegenden Daten nicht möglich; während in 2 Arbeiten [21, 22] ein protektiver Effekt der Refluxoperation auf die Hypertonieentwicklung verneint wird, wird in einer weiteren Arbeit [4] über 2 Patienten berichtet, bei denen die Refluxoperation langfristig zu einer Besserung bzw. Normalisierung des Hypertonus geführt hat.

Der häufige Nachweis einer Hypertonie bei Kindern mit rezidivierenden Harnwegsinfektionen und Nierenparenchymnarben zeigt, daß gerade bei diesen Patienten regelmäßige Blutdruckuntersuchungen notwendiger Bestandteil jeder Untersuchung sein sollten.

Zusammenfassung

Von 202 Kindern mit rezidivierenden Harnwegsinfektionen hatten in der Gruppe der Patienten mit Parenchymnarben 20% eine Hypertonie, in der Gruppe ohne Parenchymnarben waren alle 101 Patienten normoton. Mit Ausnahme von 4 Kindern, bei denen einseitige Nierenparenchymnarben vorhanden waren, hatten alle Kinder mit Hypertonie entweder im Bereich beider Nieren Narben oder die Narbenbildung betraf eine Einzelniere. Bei 13 der 20 Patienten mit Hypertonie bestand eine korrigierte Harntransportstörung. Bei 16 der Hypertoniepatienten war ein vesikoureteraler Reflux nachweisbar, bei 13 von ihnen beidseitig. Die glomeruläre Filtrationsrate, bestimmt als Kreatinin-Clearance (ml/min/1,73 m^2), war bei 9 der Kinder mit Hypertonie normal; von 36 Patienten mit Nierenparenchymnarben und einer Kreatinin-Clearance unter 80 ml/min/1,73 m^2 hatten nur 11 eine Hypertonie.

Die von uns nachgewiesene hohe Hypertoniehäufigkeit bei Kindern mit rezidivierenden Harnwegsinfekten und Nierenparenchymnarben sollte Anlaß sein, bei diesen Patienten regelmäßig Blutdruckuntersuchungen durchzuführen.

Literatur

1. Benz G, Willich E, Schärer K (1976) Segmental renal hypoplasia in childhood, Pediatr Radiol 5:86–92
2. Butler AM (1937) Chronic pyelonephritis and arterial hypertension. J Clin Invest 16:889–897
3. Heale WF (1977) Hypertension and reflux nephropathy. Vorgetragen beim: Fourth international symposium of Pediatric Nephrology, Helsinki, Aug. 1–4
4. Hicks CC, Woodward JR, Walton KW, Filardi GP (1976) Hypertension as complication of vesicoureteral reflux in children. Urology 7:587–593
5. Hodson CJ, Edwards D (1960) Chronic pyelonephritis and vesicoureteric reflux. Clin Radiol 11:219–231
6. Hodson CJ, Maling TMJ, McManaman PH, Lewis MG (1975) Reflux nephropathy. Kidney Int 8:50–58
7. Holland NH, Kotchen T, Bhathena D (1975) Hypertension on children with chronic pyelonephritis. Kidney Int 8:243–251
8. Jodal U, Hanson LÄ (1975) Level diagnosis of symptomatic urinary tract infections in childhood. Acta Paediatr Scand 64:201–208
9. Johnston JH, Mix LW (1976) The ask-upmark kidney: a form of ascending pyelonephritis? Br J Urol 48:393–398
10. Kimmel GC (1942) Hypertension and pyelonephritis of children. Am J Dis Child 63:60–75
11. Liebe S, Rüss S (1966) Spätbefunde bei kindlicher Pyelonephritis. Kinderärztl Prax 32:325–328
12. Mildenberger H, Fendel H, Margret W (1966) Das Spätschicksal der Kinder mit Harnwegsinfektionen. Dtsch med Wochenschr 91:1293–1298
13. Nentwich HJ (1972) Die Prognose von Pyelonephritiserkrankungen im Kindesalter. Dtsch Gesundheitsw 27:1940–1943
14. Quinby WC (1923) A case of marked hypertension in a boy of fourteen associated with congenital hydronephrosis and nephritis. Boston Med Surg J 189:485–486
15. Report of the Task Force on Blood Pressure Control in Children. Pediatrics [Suppl] 59:797–820
16. Rose GA, Holland WW, Crowley EA (1964) A sphygmomanometer for epidemiologists. Lancet I:296–300
17. Royer P, Habib R, Broyer M, Nouaille Y (1971) Segmental hypoplasia of the kidney in children, Adv Nephrol 1:163–180
18. Schwartz GJ, Haycock GB, Edelmann CM, Spitzer A (1976) A simple estimate of glomerular filtration rate in children derived from body length and plasma creatinine. Pediatrics 58:259–263

19. Siegler RL (1976) Renin dependent hypertension in children with reflux nephropathy. Urology 7:474–478
20. Smellie JM, Edwards D, Hunter N, Normand ICS, Prescod N (1975) Vesicoureteric reflux and renal scarring. Kidney Int 8:65–72
21. Stecker JR Jr, Read PB Poutasse EF (1977) Pediatric hypertension as a delayed sequela of reflux induced pyelonephritis. J Urol 118:644–646
22. Stickler GB, Kelalis PP, Burke EC, Segar WE (1971) Primary interstitial nephritis with reflux – a cause of hypertension. Am J Dis Child 122:144–148

Risikoorientierte Klassifikation von Harnwegsinfektionen bei Kindern

H. Olbing

Die Harnwegsinfektion ist keine Krankheitsentität. Es handelt sich um eine Sammeldiagnose, welche Patienten mit großen Unterschieden in Ätiologie, klinischer Symptomatik und Prognose vereinigt. Gemeinsam ist allen Patienten lediglich die Bakterienbesiedlung und -vermehrung in Nieren oder Harntrakt, welche durch den Laborbefund der pathologischen Bakteriurie nachgewiesen wird. Eine Zystitis bei einem Patienten mit funktionell und morphologisch normalen Nieren und normalem Harntrakt ohne spätere Rezidive ist eine harmlose Episode, während eine akute Pyelonephritis bei einem Kind mit beidseitiger Harnstauung und rezidivierendem Verlauf Teil eines tragischen, zum terminalen chronischen Nierenversagen führenden Leidens sein kann. Die Risiken, an welche bei einem Kind mit Harnwegsinfektion in jedem Einzelfall zu denken ist, sind in Tabelle 1 zusammengestellt. Eine risikoorientierte, individuelle Klassifizierung ist erforderlich, um die Prognose im Einzelfall realistisch abzuschätzen, vor allem aber auch, um eine maßgeschneiderte Therapie durchführen zu können.

Tabelle 1. Risiken bei Kindern mit Harnwegsinfektion

Infektion
Therapieresistenz
Relaps
Reinfektion
Nierenparenchym
Strukturschaden
Narbenbildung
Wachstumsbeeinträchtigung
ganze Niere (Längsachse)
umschriebene Parenchymteile
Funktionsschaden
Konkrementbildung
Hypertonie

Kennzeichnung der Entzündung

Das Bild jeder Entzündung wird geprägt durch ein Wechselspiel zwischen dem Patienten und der auslösenden Noxe. Bei der Harnwegsinfektion sind für eine Kennzeichnung der Entzündung ihr Sitz und ihre Akuität bedeutsam. Wenn die bakterielle Infektion das Nierenparenchym befällt, handelt es sich um eine *Pyelonephritis*. Die

Entzündung kann im Sinne einer *Zystourethritis* auf den unteren Harntrakt beschränkt sein. Ob es in nennenswerter Häufigkeit eine *Pyelitis* ohne ins Gewicht fallende Miterkrankung des Nierenparenchyms gibt, ist umstritten. Unabhängig vom Sitz der Entzündung kommen hochakute, blande akute, chronische und asymptomatische Formen vor.

Der Patient

Allgemeine Kennzeichnung

Das *Geschlecht* des Patienten trägt auch bei Harnwegsinfektionen zur Prägung des Krankheitsbildes bei [4, 7], siehe auch S. 3 ff. Durchweg sind Harnwegsinfektionen bei Jungen ernster zu bewerten als bei Mädchen.

Zwischen *Alter* und Krankheitsablauf bestehen enge Korrelationen. Harnwegsinfektionen während der Neugeborenenperiode entstehen sehr oft hämatogen und sind nicht selten Teil einer Sepsis; ihre Rezidivgefahr ist gering. Bis zum Ende des ersten Lebensjahres ist eine Pyelonephritis erheblich häufiger als eine isolierte Zystourethritis; sofern es sich nicht um Kinder mit angeborenen Anomalien im Bereich von Nieren oder ableitenden Harnwegen handelt, sind spätere Rezidive selten [59]. Bei Kindern mit Harnwegsinfektionen in den ersten 4 Lebensjahren bestehen gehäuft Harntransportstörungen. Mädchen mit erstem Auftreten einer Harnwegsinfektion zwischen dem 4. und dem 10. Lebensjahr neigen zu hartnäckig rezidivierendem Verlauf, selbst wenn der Harntransport normal ist. Vom 10. Lebensjahr an sind Harnwegsinfektionen bei Jungen und Mädchen selten.

Bei Kindern mit *äußerlich sichtbaren Fehlbildungen* muß mit einer erhöhten Wahrscheinlichkeit eines ungünstigen Krankheitsverlaufs gerechnet werden. Die eindrucksvollsten Beispiele sind Kinder mit Myelomeningozelen, Analatresien und Rektovaginalfisteln.

Mädchen mit gesteigerter *Empfänglichkeit des periurethralen Epithels* für einen Befall durch Enterobakterien neigen zu einem häufig rezidivierenden Verlauf von Harnwegsinfektionen [28].

Die *Vorgeschichte* muß nach vorausgegangenen Harnwegsinfektionen, ihrer Häufigkeit und dem klinischen Bild erfragt werden. Hierbei ist sorgfältig zu unterscheiden zwischen eindeutig dokumentierten und lediglich wahrscheinlichen vorausgegangenen Harnwegsinfektionen. Vorausgegangene Fieberschübe ohne eindeutige Ursache sollten, sofern keine Harnuntersuchung durchgeführt wurde, als mögliche Symptome einer unerkannten Harnwegsinfektion registriert werden. Je mehr Schübe einer Harnwegsinfektion ein Kind schon durchgemacht hat, desto größer ist das Risiko weiterer Rezidive [59]. Besonders groß ist die Gefahr in den ersten 3 Monaten nach dem letzten Schub, vor allem in den ersten Wochen [12, 59]. Soweit wie möglich sollte man Untersuchungsergebnisse der vorbehandelnden Ärzte erbitten; sofern Röntgenuntersuchungen durchgeführt wurden, sollte man möglichst um Originale oder Kopien der Aufnahmen bitten und sich nicht mit einer schriftlichen Befundung zufrieden geben. Bei Kindern mit vorausgegangenen Harnwegsinfektionen erfährt man bei genauem Befragen recht häufig, daß die Akuität der Symptome im Laufe der aufeinanderfolgenden Schübe abgenommen hat.

In der *Familienvorgeschichte* ist vor allem nach Harnwegsinfektionen und Anomalien an Nieren und Harnwegen bei der Mutter und den Geschwistern zu fragen.

Aktuelle Entzündungszeichen (Tabelle 2)

Allgemeinsymptome werden zu Unrecht oft vernachlässigt. Sehr sensible Gradmesser des Allgemeinbefindens sind Schwankungen von Appetit, Körpergewicht und Ausdauer bei körperlichen Belastungen. Erbrechen, Fieber, eine Beschleunigung der

Tabelle 2. Klinische Kennzeichnung einer Harnwegsinfektion

Lokalisation
Pyelonephritis
Zystourethritis
(Pyelitis) (paranephritischer Abszeß)
Akuität
Akut
chronisch
asymptomatisch

Blutkörperchensenkungsgeschwindigkeit, eine Leukozytose mit Linksverschiebung und eine Vermehrung des C-reaktiven Proteins sprechen für eine Pyelonephritis [26]. Bei jungen Säuglingen mit Pyelonephritis entwickelt sich nicht selten ein Ikterus.

Lokalsymptome erlauben in einem kleinen Teil der Fälle eine Differenzierung nach dem Sitz der Infektion. Nierenschmerzen, spontan oder bei Palpation bzw. beim Schlag in die Nierengegend auftretend, sprechen für eine Pyelonephritis, eine starke, äußerlich sichtbare und schmerzhafte Schwellung in der Flanke für einen paranephritischen Abszeß. Vor allem bei Neugeborenen mit Pyelonephritis ist durch die Bauchdecke hindurch eine Nierenvergrößerung tastbar. Häufiger, schmerzhafter Harndrang und Wiederauftreten einer Enuresis bei vorher trockenem Kind weisen auf eine Zystourethritis hin. Jucken und Brennen in der Vulva, meist während oder nach der Miktion stärker werdend, sind Hinweise auf eine Vulvitis.

Klinische Symptome einer Zystourethritis oder einer Vulvitis schließen eine Pyelonephritis nicht aus.

Die *Harnuntersuchung auf Eiweiß, Zellen und Zylinder* gibt manchmal Hinweise auf die Lokalisation einer Harnwegsinfektion und auf das Ausmaß der Gewebsreaktion [39–41]. Eine stärkere Proteinurie spricht ebenso wie der Nachweis von Zellzylindern und von bakterienhaltigen Zylindern für eine Pyelonephritis. Je stärker die Leukozyturie und Erythrozyturie, desto akuter ist die entzündliche Reaktion des infizierten Gewebes.

Eine besondere Form der Harnwegsinfektion ist die *asymptomatische Bakteriurie.* Leider wird dieser Terminus von den einzelnen Autoren mit sehr verschiedener Bedeutung benutzt [9,11,25,34,35 50,51]. Für eine risikoorientierte Klassifikation von Harnwegsinfektionen ist die Identifizierung einer asymptomatischen Patientengruppe mit wahrscheinlich guter Prognose wichtig. Eine gute Prognose scheinen nach dem derzeitigen Wissensstand Patienten mit pathologischer Bakteriurie ohne subjektive Symptome, ohne objektive Hinweise auf eine Miterkrankung des Nierenparenchyms und mit normalen Röntgenbefunden an Nieren und Harnwegen zu haben. Ob hinsichtlich des Risikos Unterschiede zwischen von vornherein asymptomatisch und erst im Verlauf aufeinanderfolgender Rezidive asymptomatisch gewordenen Patienten bestehen, ist bisher unbekannt. Außerdem geben die bisher vorliegenden Daten noch keine ausreichende Information darüber, ob bei Patienten mit asymptomatischer Bakteriurie hinsichtlich des Risikos Unterschiede bestehen zwischen denen mit und ohne Proteinurie, Leukozyturie und Erythrozyturie.

Erreger

Es bestehen enge Korrelationen zwischen dem morphologischen und funktionellen Zustand von Nieren und Harntrakt und der Erregerspecies. E. coli findet man bei der weitaus überwiegenden Mehrzahl der Patienten mit normalem Harntrakt; die Häufigkeit von Proteus, Klebsiella-Enterobacter und vor allem Pseudomonas aeruginosa ist bei Patienten mit gestörtem Harntransport erheblich größer als bei normalen Röntgenbefunden. Bei Kindern mit symptomatischen Harnwegsinfektionen infolge einer Infektion mit koagulasenegativen Staphylokokken besteht ungewöhnlich häufig eine Pyelonephritis [23]. Kinder, bei denen während der Erstinfektion Proteus mirabilis als Erreger nachgewiesen wurde, zeigten einen gutartigen klinischen Krankheitsverlauf und hatten ungewöhnlich selten pathologische Röntgenbefunde an Nieren und Harnwegen [29]. Innerhalb der einzelnen Bakterienspecies findet man bei Untersuchungen auf O- und K-Antigene sowie auf das Ausmaß der Adhärenz zum Uroepithel unterschiedliche Eigenschaften mit enger Korrelation zum klinischen Bild und zur Prognose von Harnwegsinfektionen (Übersicht siehe Literatur Nr. 28). Bei Kindern, deren Erstmanifestation der Harnwegsinfektion mit klinischen Symptomen einherging, die aber im Verlauf der weiteren Schübe asymptomatisch wurden, findet man während der späteren Schübe häufig Bakterien, welche die Fähigkeit zur Auslösung entzündlicher Reaktionen verloren haben [34].

Lokalisationsdiagnostik

Wegen der besonderen praktischen Bedeutung einer Unterscheidung zwischen Harnwegsinfektionen mit und ohne Befall des Nierenparenchyms wurden besondere diagnostische Verfahren zur Lokalisation der bakteriellen Infektion in den einzelnen Etagen des Harntrakts ausgearbeitet. Eine *direkte* Lokalisation im Nierengewebe ist nur durch bakteriologische Untersuchung von Biopsiematerial möglich und kommt daher praktisch nicht in Betracht. Die bakteriologische Untersuchung von Harn aus Nierenbecken oder proximalem Ureter (Ureterenkatheterismus, künstliche Harnableitung) ist ebenfalls nur ausnahmsweise zu rechtfertigen und erlaubt keine Differenzierung zwischen Pyelonephritis und Pyelitis.

Vorteil der *indirekten* Verfahren ist die geringe Patientenbelastung. Dies gilt vor allen Dingen für die Untersuchung des Harns auf *Zellzylinder* und auf *bakterienhaltige Zylinder*. Der Nachweis von Leukozytenzylindern im Harn von Patienten mit pathologischer Bakteriurie ist ein sehr starker Hinweis auf eine Pyelonephritis [39]. Sehr weite Verbreitung haben in den letzten Jahren verschiedene Modifikationen eines *Bla-*

senauswaschtestes gefunden [15, 31]. Über einen Katheter wird die Harnblase zunächst mit einem Breitbandantibiotikum und dann mit Kochsalzlösung gespült; anschließend wird der aus den Ureteren nachströmende Harn für quantitative bakteriologische Untersuchungen gewonnen. Neuere Befunde sprechen dafür, daß diese Methode keine sichere Unterscheidung zwischen Infektionen im oberen Harntrakt und einer isolierten Zystitis erlaubt. Serumuntersuchungen auf *homologe Antikörper* sind sowohl bei Infektionen mit E. coli als auch mit Proteus mirabilis durchgeführt worden [13, 33]; sie erlauben keine sichere Lokalisation der Infektion. Das gleiche scheint für *Antikörperhüllen um die Harnbakterien* zu gelten [16, 18, 22, 32, 44–46, 49, 56, 57]. Vermehrte Ausscheidungen der *LDH-Isoenzyme IV und V* scheinen für eine Pyelonephritis zu sprechen [8, 10, 14, 19]. Jodal u. Mitarb. [26] verglichen systematisch bei Kindern mit der klinischen Diagnose Pyelonephritis die Ergebnisse von 6 indirekten Methoden zur Lokalisation des Infektes; die zuverlässigsten Ergebnisse brachte die Untersuchung auf *C-reaktives Protein,* auf *homologe Serumantikörper* und auf eine Beschleunigung der *Blutkörperchensenkungsgeschwindigkeit.*

Für eine risikoorientierte Klassifikation ist es im Einzelfall bedeutsam, möglichst eindeutig festzustellen, ob eine Pyelonephritis vorliegt oder nicht. Fieber, Schmerzen in der Nierengegend, Erbrechen, eine Beschleunigung der Blutkörperchensenkungsgeschwindigkeit, eine Leukozytose mit Linksverschiebung, Bakterienzylinder und Leukozytenzylinder im Harn sprechen für eine Pyelonephritis. Eine Verbesserung der diagnostischen Trennschärfe ist ohne Belästigung des Patienten und ohne großen methodischen Aufwand durch Untersuchung des C-reaktiven Serumproteins möglich. Alle anderen in Betracht kommenden Untersuchungen müssen Spezialinstituten mit wissenschaftlichem Interesse an der Pyelonephritis vorbehalten bleiben.

Radiologische Befunde an Nieren und Harntrakt

Radiologische Untersuchungsmethoden dienen dem Nachweis vorbestehender Anomalien an Nieren und ableitenden Harnwegen, welche die Prognose beeinträchtigen und erheblichen Einfluß auf die Therapieplanung haben können; außerdem kann man mit diesen Verfahren Folgen vorausgegangener Infektionen nachweisen, die ihrerseits wiederum prognostische Bedeutung haben.

Untersuchungsmethoden

Die größte Bedeutung haben noch immer die Ausscheidungsurographie und die Miktionszystourethrographie. Beide müssen den besonderen Bedingungen beim Kind angepaßt werden, wenn man optimale Befunde gewährleisten will.

Der Einsatz nuklearmedizinischer Verfahren (s. S. 73 ff.) und die Sonographie ergänzen mit ihren Ergebnissen die radiologischen Befunde und können darüber hinaus in vielen Fällen durch Einsparung röntgenologischer Untersuchungen die Strahlenbelastung vermindern.

Unsere Auffassungen über die Indikation zur Durchführung radiologischer Untersuchungen bei Kindern mit Harnwegsinfektion sind in Tabelle 3 zusammengestellt. Bei Vorliegen dieser Indikationen sind eine Ausscheidungsurographie mit Übersichtsaufnahme des Abdomen und eine Miktionszystourethrographie erforderlich.

Tabelle 3. Indikationen zu Röntgenuntersuchungen des Harntrakts bei Kindern mit Harnwegsinfektion

1. *Alter:* Erstes Lebensjahr
2. *Aktuelle Befunde:*
   Anämie unklarer Ursache
   Bauchtumor
   Blasenentleerungsstörung
   Hypertonie
   Kolikartige Leibschmerzen
   Minderwuchs
3. *Zusätzliche Erkrankungen:*
   Alkohol-Embryopathie
   Alleman-Syndrom
   Anal-/Rektumatresie
   Anomalie des äußeren Genitale einschl. Epi-/Hypospadie
   Apert-Syndrom
   Bauchmuskelaplasie-Syndrom (prune belly)
   Chromosomenanomalien: Cat-Eye-Syndrom;
     Deletionen 4p- und 18q-;
     Ringchromosom 18 (18r); Trisomie C, D, E, 21;
     Ullrich-Turner-Syndrom (XO)
   Ehlers-Danlos-Syndrom
   Fanconi-Anämie
   Klippel-Feil-Syndrom
   Lesch-Nyhan-Syndrom
   Marfan-Syndrom
   Megacolon cong. (Hirschsprung)
   Meyer-von-Rokitansky-Küster-Syndrom
   Mißbildungen des Herz-Kreislauf-Systems,
     vor allem ASD und VSD.
   Myelocele/Meningocele
   Neugeborene mit Spontanpneumothorax
     und/oder Pneumomediastinum
   Oesophagusatresie, Oesophagotrachealfistel
   Oligodaktylie
   Rötelnembryopathie
   Russell-Silver-Syndrom
   Skoliose, angeborene
   Thalidomidembryopathie
4. *Unbefriedigender Therapieeffekt:*
   Persistenz der Bakteriurie, Erythrozyturie
   oder Leukozyturie.
5. *Rezidivierender Verlauf:*
   Rezidive unter dem klinischen Bild akute Pyelonephritis
   Rezidive ohne klinische Hinweise auf Pyelonephritis
     Jungen nach dem 2. Rezidiv
     Mädchen nach dem 3. Rezidiv.
6. Harntransportstörung oder destruierende Pyelonephritis
   bei Eltern oder Geschwistern.

Radiologische Befunde an den Nieren

Für eine risikoorientierte Klassifikation bedeutsame *angeborene* radiologisch nachweisbare Nierenanomalien sind in Tabelle 4 zusammengestellt. Sie disponieren zur destruierenden Pyelonephritis.

Von den *erworbenen* radiologisch nachweisbaren Schäden am Nierenparenchym

Tabelle 4. Angeborene Nierenanomalien mit besonderer Gefahr einer Parenchymschädigung durch bakterielle Infektion

Dysplasie
Hypoplasie
Segmentale Hypoplasie
Verschmelzungsnieren (Hufeisenniere)
Oligomeganephronie
Zystennieren
neonatale Form
juvenile Form
adulte Form
Nierenzysten
Markschwammniere
Nephronophthise

sind die von Hodson definierten Parenchymnarben (chronisch atrophische Pyelonephritis) besonders bekannt geworden ([24] Abb. 1). Smellie schlug eine Gradeinteilung vor ([55] Abb. 2). Bei manchen Kindern führt eine Pyelonephritis nicht zur Ausbildung umschriebener Narben, sondern zu einer Beeinträchtigung des Wachstums, des Längsdurchmessers oder der Parenchymkappe in umschriebenen Arealen (s. S. 65ff.).

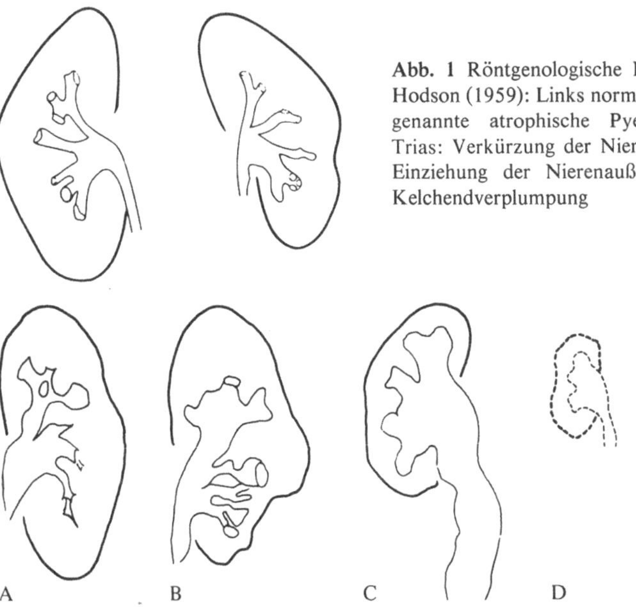

Abb. 1 Röntgenologische Beurteilung der Nieren nach Hodson (1959): Links normale Niere. Rechts: Für die sogenannte atrophische Pyelonephritis kennzeichnende Trias: Verkürzung der Nierenlängsachse. Umschriebene Einziehung der Nierenaußenkontur. Gegenüberliegend Kelchendverplumpung

Abb. 2 Gradeinteilung der röntgenologischen Befunde bei atrophischer Pyelonephritis nach Smellie: A: Höchstens 2 Narbenbereiche. B: Mehr als 2 Narben in einer Niere mit einigen normalen Parenchymbezirken. C: Generalisierte Form (vielfach als Stauungstyp bezeichnet). D: Endstadium (vielfach als Schrumpfniere bezeichnet)

Bei Patienten mit radiologisch nachweisbaren erworbenen Schädigungen des Nierenparenchyms besteht ein erhöhtes Risiko weiterer pyelonephritischer Schübe sowie der Entwicklung einer Niereninsuffizienz und einer Hypertonie [2,5,20].

Radiologische Befunde an den ableitenden Harnwegen

Die zahlreichen bei Kindern mit Harnwegsinfektion gehäuft vorkommenden *angeborenen* Formen der *Harnstauung* sind in Tabelle 5 zusammengestellt. Sie erhöhen das Risiko weiterer Harnwegsinfektionen und einer Schädigung des Nierenparenchyms.

Tabelle 5. Auswirkungen angeborener Harnstauungen

Auswirkungen auf beide Nieren
- Urethra:
  - Klappe
  - Divertikel
  - Doppelung
  - Ring
- Blasenhalsstenose
- Blase:
  - neurogene Entleerungsstörung
  - Divertikel

Auswirkungen auf Niere der betroffenen Seite
(beidseitige Erkrankung selten)
- blasennah:
  - Ureterocele
  - Uretermündungsstenose
  - Megalureter
- blasenfern:
  - Ureterstenose
  - Ureterabgangsstenose
  - Nierenkelchstenose

Lokalisation wechselnd, Stauung nicht obligat
- Konkremente

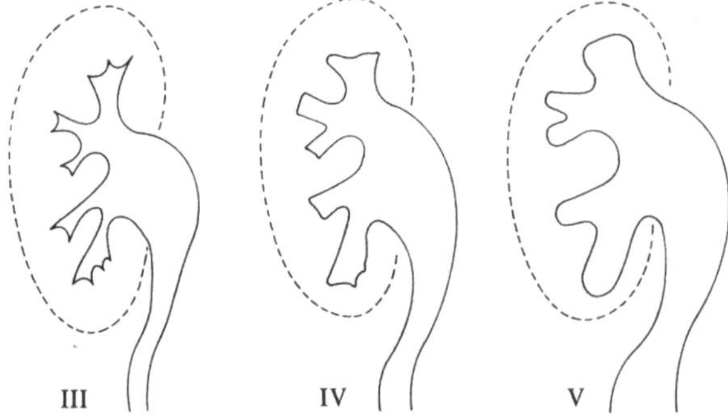

Abb. 3 Refluxklassifikation nach Heikel u. Parkkulainen. I: Reflux erreicht das Nierenhohlsystem nicht. II: Reflux erreicht das Nierenhohlsystem ohne Dilatation. III: Dilatation von Ureter und/oder Nierenbecken, aber nicht von Kelchen; keine Verplumpung von Kelchenden. IV: Dilatation auch der Kelche. Kelche generalisiert oder fokal verplumpt. V: Starke Dilatation im gesamten harnabführenden System mit starker generalisierter Verplumpung der Kelchenden

Das Ausmaß dieser Risiken ist von der Lokalisation und der Stärke der Harnstauung abhängig. Je weiter distal eine Harnstauung reicht, desto größer ist die Gefahr weiterer Harnwegsinfektionen. Umgekehrt ist das Risiko von Nierenparenchymschäden bei nierennahen Stauungsursachen besonders groß. Die Nierenfunktion wird besonders nachhaltig durch beidseitige und starke Stauungen beeinträchtigt.

Für eine risikoorientierte Klassifikation besonders wichtig ist der Nachweis und die Kennzeichnung eines vesikoureterorenalen *Refluxes* (s. S. 21 ff.). Besonders gefährdet sind Patienten mit einem Reflux und zusätzlicher Harnstauung. Das Ausmaß der Gefährdung durch einen Reflux korreliert eng mit dem Refluxgrad. Von den zahlreichen vorgeschlagenen Refluxklassifizierungen hat sich diejenige von Heikel und Parkkulainen besonders bewährt [21] (Abb. 3).

Harnkonkremente

Harnkonkremente disponieren zu Rezidiven einer Harnwegsinfektion und zu Nierenparenchymschädigungen.

Anomalien der ableitenden Harnwege ohne Transportstörung

Auch manche Anomalien der ableitenden Harnwege ohne Transportstörung scheinen zu Rezidiven einer Harnwegsinfektion zu disponieren.

Exkretorische Nierenfunktion

Die exkretorische Nierenfunktion kann bei Patienten mit Harnwegsinfektion infolge einer angeborenen Fehlanlage des Nierenparenchyms, einer Harnstauung oder vorausgegangener Pyelonephritiden sowie infolge einer Kombination dieser drei Faktoren beeinträchtigt sein. Für eine *globale* Beurteilung der Nierenfunktion kommen vor allem Untersuchungen der glomerulären Filtrationsrate und des renalen Konzentrationsversuches in Betracht. Für den Patienten am wenigsten belastend ist die Berechnung der glomerulären Filtrationsrate anhand von Serum-Kreatinin und Körperlänge nach der von Schwartz u. Mitarb. empfohlenen Methode [52, 53]:

$$\text{GFR (ml/min/1,73 m}^2\text{ KO)} = \frac{\text{Körperlänge (cm) x 0,55}}{\text{Serum-Kreatinin (mg/dl)}}$$

Der renale Konzentrationsversuch kann leichter mit Hilfe der intranasalen Applikation von DDAVP als mit Hilfe von Wasserentzug durchgeführt werden [1]. Globale Nierenfunktionsuntersuchungen erfassen einseitige Funktionseinbußen nicht und gestatten auch keinen Seitenvergleich bei beidseitiger Erkrankung.

Für *seitengetrennte* Untersuchungen der Nierenfunktion sind derzeit vor allem nuklearmedizinische Methoden geeignet (s. S. 73 ff.). Aperia und Mitarbeiter fanden eine enge Korrelation zwischen der durch Planimetrie ermittelten Fläche des Nierenparenchymschattens und der einseitigen glomerulären Filtrationsrate [3]; diese Korrelation dürfte weitgehend auch für die von Claësson empfohlenen einfacheren röntgenologischen Verfahren der Beurteilung der Nierenparenchymmasse gelten (s. S. 65 ff.).

Begleitsymptome

Enuresis [27,38]

Ein überzufällig großer Prozentsatz der Patienten mit Harnwegsinfektion leidet unter einer Enuresis. Umgekehrt hat ein großer Teil aller Patienten mit Enuresis, vor allem mit sekundärer Enuresis, eine Harnwegsinfektion. Das Verhältnis von Ursache und Wirkung bei diesen beiden miteinander korrelierten Phänomenen ist unklar. Offenbar handelt es sich aber bei Patienten mit Harnwegsinfektion und Enuresis um eine besondere Risikogruppe hinsichtlich der Rezidivgefahr.

Vulvovaginitis

Die Häufigkeit einer Vulvovaginitis ist bei Kindern mit rezidivierender Harnwegsinfektion überzufällig groß. Offenbar handelt es sich auch bei den Mädchen mit Vulvovaginitis um eine besondere Risikogruppe.

Zusammenfassung

Eine Differenzierung nach Risikofaktoren ist bei Kindern mit Harnwegsinfektion sowohl aus praktischen als auch aus grundsätzlichen wissenschaftlichen Gründen unerläßlich. Für den einzelnen Patienten werden die Behandlungsaussichten verbessert, wenn aufgrund einer ausgiebigen Untersuchung auf mögliche Risikofaktoren ein maßgeschneiderter Therapieplan erarbeitet wird. Für wissenschaftliche Untersuchungen ist es unerläßlich, die Patienten mit Harnwegsinfektion zumindest nach den wichtigsten Risikofaktoren zu kennzeichnen. Bei der Kennzeichnung muß ein praktisch realisierbarer Mittelweg gefunden werden. Zu hohe methodische Anforderungen schließen die Realisierbarkeit eines Vorschlages aus. Eine für praktische Bedürfnisse ausreichende und auch durchführbare Klassifikation ist mit folgenden Methoden möglich:

- Anamnese
- klinische Untersuchung
- Laboruntersuchungen:
  Harn: Proteinurie, Leukozyturie, Erythrozyturie,
  Keimidentifizierung, Zylindrurie
  Blutkörperchensenkungsgeschwindigkeit
  Differentialblutbild
  Serum-Kreatinin
- Röntgenuntersuchungen:
  Ausscheidungsurographie mit Übersichtsaufnahme
  Miktionszystourethrographie.

In Krankenhäusern dürfte außerdem die Untersuchung des C-reaktiven Proteins im Serum und ein renaler Konzentrationsversuch mit Hilfe von DDAVP möglich sein.

Mit diesen Untersuchungen ist folgende risikoorientierte Klassifikation möglich:

Geschlecht:	Junge/Mädchen
Alter:	Neugeboren
	Bis 1 Jahr
	1–4 Jahre
	Älter als 4 Jahre.
Vorgeschichte:	Frühere Harnwegsinfektion
	sicher/wahrscheinlich/kein Hinweis
	Häufigkeit
	Symptomatik (vor allem bei Erstmanifestation)
Familie:	Harnwegsinfektion/Reflux/andere Anomalien
Klinische Kennzeichnung:	Pyelonephritis
	sicher
	wahrscheinlich
	kein Hinweis
	Zystourethritis
	Asymptomatisch
Röntgenbefunde:	Nieren
	angeborene Anomalie
	Parenchymschaden (Grad)
	Ableitende Harnwege
	Stauung (Etage, Seite, Ausmaß)
	Konkrement (Etage; Stauung?)
	Reflux (Grad)
	Anomalien ohne Transportstörung
Nierenfunktion:	Serum-Kreatinin/GFR
	Konzentrationsvermögen
Begleitende Risikofaktoren:	Enuresis
	Vulvitis

Harnstauungen bedürfen der sofortigen operativen Beseitigung. Die Aussichten auf mittellange und lange Sicht sind weitgehend abhängig vom Funktionszustand des verbliebenen Nierengewebes und vom Alter zum Zeitpunkt der Operation [37]; wenn die glomeruläre Filtrationsrate vor der Operation auf weniger als 50% der Altersnorm vermindert ist und sich 6 Monate nach der Operation nicht normalisiert hat, besteht eine erhebliche Gefahr der chronischen Niereninsuffizienz; die Erholungsaussichten sind um so besser, je jünger das Kind zur Zeit der Operation ist.

Ein vesikoureterorenaler Reflux disponiert zur Pyelonephritis [5]. Vor allem bei starken Refluxgraden (siehe Klassifikation nach Heikel u. Parkkulainen [21] besteht die Gefahr der Ausbildung morphologischer Schäden am Nierenparenchym [47,48,54,55] und der Beeinträchtigung der exkretorischen Nierenfunktion [2]. Besonders groß ist die Gefahr für das Nierenparenchym bei Patienten mit intrarenalem Reflux [36,48]. Auch nach operativer Refluxbeseitigung bleibt das Risiko von Rezidiven der Harnwegsinfektion groß [58].

Literatur

1. Abyholm G, Monn E (1979) Intranasal DDAVP-Test in the study of renal concentrating capacity in children with recurrent urinary tract infections. Eur J Pediatr 130:149–154
2. Aperia A, Broberger O, Ericsson NO, Wikstad I (1976) Effect of vesicoureteral reflux on renal function in children with recurrent urinary tract infections. Kidney Int 9:418–423
3. Aperia A, Broberger O, Ekengren K, Widstad I (1978) Relationship between area and function of the kidney in well defined childhood nephropathies. Acta Radiol. [Diagn] (Stockh) 19:186–196
4 Bahna SL, Torp KH (1975) The sex variable in childhood urinary tract infection. Acta Paediatr Scand 64:581–585
5. Bailey RR (1973) The relationship of vesico-ureteric reflux to urinary tract infection and chronic pyelonephritis – reflux nephropathy. Clin Nephrol 1:132–141
6. Bailey RR, Abbott GD (1978) Treatment of urinary tract infection with a single dose of trimethoprim-sulfamethoxazole. Can med Assoc J 118:551–552
7. Bergström T (1972) Sex differences in childhood urinary tract infection. Arch Dis Childh 47:227–233
8. Burchardt U, Mantel E, Krebbel I (1977) Die diagnostische Aussagefähigkeit von LDH-Isoenzymbestimmungen im Harn. Z gesamte Inn Med 32:285–288
9. Cardiff-Oxford Bacteriuria Study Group (1978) Sequelae of covert bacteriuria in school girls. Lancet I:889–893
10. Carvajal HF, Passey RB, Berger M, Travis LB, Lorentz WB (1975) Urinary lactic dehydrogenase isoenzyme 5 in the differential diagnosis of kidney and bladder infections. Kidney Int 8:176–184
11. Claësson I, Lindberg U (1977) Asymptomatic bacteriuria in schoolgirls. VII. A follow-up study of the urinary tract in treated and untreated schoolgirls with asymptomatic bacteriuria. Radiology 124:179–183
12. Daschner F (1976) Bewertung von diagnostischen Parametern der chronisch rezidivierenden Harnweginfektion bei Kindern. I. Die Anamnese. Monatsschr Kinderheilkd 124:101–105
13. Daschner F (1976) Bewertung des Antikörpertiters bei chronisch rezidivierenden Harnweginfektionen bei Kindern. Med Klin 71:1491–1496
14. Devaskar U, Montgomery W (1978) Urinary lactic dehydrogenase isoenzyme IV and V in the differential diagnosis of cystitis and pyelonephritis. J Pediatr 93:789–791
15. Fairley KF, Bond AG, Brown RB, Habersberger P (1967) Simple test to determine the site of urinary-tract infection. Lancet II:427–431
16. Fang LS, Tolkoff-Rubin NE, Rubin RH (1978) Efficacy of single-dose and conventional amoxycillin therapy in urinary-tract infection localized by the antibody-coated bacteria technic. N Engl J Med 298:413–416
17. Forbes PA, Drummond KN, Nogrady MB (1969) Initial urinary tract infections. Observations in children without major radiologic abnormalities. J Pediatr 75:187–192
18. Forsum U, Hjelm E, Jonsell G (1976) Antibody-coated bacteria in the urine of children with urinary tract infections. Acta Paediatr Scand 65:639–642
19. Fries D, Delavelle F, Simonet H, Echard Y, Mathieu D (1977) Topographic diagnosis of urinary infection by determination of fraction 5 of lactate dehydrogenase. Nouv Presse Med 6:3815–3818
20. Heale W (1977) Hypertension and reflux nephropathy. Abstract 4th Int Symp Paediatrie Nephrol Helsinki 1977, p93
21. Heikel P-E, Parkkulainen KV (1966) Vesico-ureteric reflux in children. A classification and results of conservative treatment. Ann Radiol 9:37–40
22. Hellerstein S, Kennedy E, Nussbaum L, Rice K (1978) Localization of the site of urinary tract infections by means of antibody-coated bacteria in the urinary sediments. J Pediatr 92:188–193
23. Hermansson G, Bollgren I, Bergström T, Winberg J (1974) Coagulase negative staphylococci as a cause of symptomatic urinary infections in children. J Pediatr 84:807–810
24. Hodson CJ, Wilson S (1965) Natural history of chronic pyelonephritic scarring. Br Med J II:191–194
25. Jodal U, Hanson LA (1976) Sequential determination of C-reactive protein in acute childhood pyelonephritis. Acta Paediatr Scand 65:319–322
26. Jodal U, Lindberg U, Lincoln K (1976) Level diagnosis of symptomatic urinary tract infections in childhood. Acta Paediatr Scand 64:201–208

27. Jones B, Gerrard JW, Shokeir MK, Houston CS (1972) Recurrent urinary infections in girls: relation to enuresis. Can Med Assoc J 106:127–130
28. Källenius G, Winberg J (1978) Bacterial adherence to periurethral epithelial cells in girls prone to urinary-tract infections. Lancet II:540–543
29. Khan AJ, Ubriani RS, Bombach E, Agbayani MM, Ratner H, Evans HE (1978) Initial urinary tract infection caused by Proteus mirabilis in infancy and childhood. J Pediatr 93:791–793
30. Klippel KF, Hohenfellner R, Straub E, Greinacher I (1977) Vesikorenaler Reflux. Urologe [A] 16:131–136
31. Köllermann MW, Scherf H, Sietzen W (1977) Lokalisationsdiagnostische Untersuchungen bei Patientinnen mit rekurrierenden Harnwegsinfekten. Monatsschr Kinderheilkd 125:823–827
32. Kohnle W, Vanek E, Federlin K, Franz HE (1975) Lokalisation eines Harnwegsinfektes durch Nachweis von antikörperbesetzten Bakterien im Urin. Dtsch med Wochenschr 100:2598–2602
33. Larsson P, Fasth A, Jodal U, Akerlund AS, Edén CS (1978) Urinary tract infections caused by Proteus mirabilis in children. The antibody response to O and H antigens and Tamm-Horsfall protein and bacterial adherence to uroepithelium. Acta Paediatr Scand 67:591–596
34. Lindberg U, Jodal U, Hanson LA, Kaijser B (1975) Asymptomatic bacteriuria in schoolgirls. IV. Difficulties of level diagnosis and the possible relation to the character of infecting bacteria. Acta Paediatr Scand 64:574–580
35. Lindberg U, Claësson J, Hanson LA, Jodal U (1978) Asymptomatic bacteriuria in schoolgirls. VIII. Clinical course during a 3-year follow-up. J Pediatr 92:194–199
36. Maling TMJ, Rolleston GL (1974) Intrarenal reflux in children demonstrated by micturating cystography. Clin Radiol 25:81–85
37. Mayor G, Genton N (1974) Pronostic des uropathies malformatives graves du nourrisson et de l'enfant après traitement chirurgical. Z Kinderchir 15:212–232
38. Meadow SR, Berg IM, Fielding D (1978) Enuresis and urinary tract infection – cause or effect. Arch Dis Childh 77:808
39. Olbing H (1968) Leukozytenzylinder im Urin. Fortschr Med 86:489–492
40. Olbing H (1969) Harnwegsinfektionen und Harnbefunde bei Kindern. Thieme, Stuttgart
41. Olbing H (1979) Harnwegsentzündungen bei Kindern und Jugendlichen. Ein Leitfaden für die Praxis. 2. Auflage. Thieme, Stuttgart
42. Olbing H (1974) Epidemiologie und Prognose der Pyelonephritis im Kindesalter. Monatsschr Kinderheilkd 122:69–76
43. Olbing H (1977) Antibiotika in der Behandlung von Harnwegsinfektionen. Wie weit ist heute eine vergleichende Bewertung möglich? Therapiewoche 27:4510–4528
44. Prát V, Bohuslav V, Hatala M, Liska M, Sliz K (1977) Unsere Erfahrungen mit klinischen Methoden für die Lokalisierung von Harnwegsinfekten. Z Urol 70:25–31
45. Pylkkänen J (1978) Antibody-coated bacteria in the urine of infants and children with their first two urinary tract infections. Acta Paediatr Scand 67:275–279
46. Riedasch G, Ritz E, Möhring K, Bommer J (1978) Antibody coating of urinary bacteria: Relation to site of infection and invasion of uroepithelium. Clin Nephrol 10:239–244
47. Rolleston GL, Shannon FT, Utley WLF (1970) Relationship of infantile vesicoureteric reflux to renal damage. Br Med J I:460–463
48. Rolleston GL, Maling TMJ, Hodson CJ (1974) Intrarenal reflux and the scarred kidney. Arch Dis Childh 49:531–539
49. Ronald AR, Boutros P, Mourtada H (1976) Bacteriuria localization and response to single-dose therapy in women. J Am Med Woman Assoc 235:1854–1856
50. Savage DCL (1975) Natural history of covert bacteriuria in schoolgirls. Kidney Int [Suppl] 4:90
51. Savage DCL, Howie G, Adler K, Wilson MI (1975) Controlled trial of therapy in covert bacteriuria of childhood. Lancet I:358
52. Schwartz GJ, Haycock GB, Spitzer A (1976) Plasma creatinine and urea concentration in children: Normal values for age and sex. J Pediatr 88:828–830
53. Schwartz GJ, Haycock GB, CM Edelmann Jr, Spitzer A (1976) A simple estimate of glomerular filtration rate in children derived from body length and plasma creatinine. Pediatrics 58:259–263
54. Smellie JM, Normand ICS (1975) Bacteriuria, reflux and renal scarring. Arch Dis Childh 50:581–585
55. Smellie J, Edwards D, Hunter N, Normand ICS, Prescod N (1975) Vesico-ureteric reflux and renal scarring. Kidney Int 8:65–72

56. Thomas V, Shelokov A, Forland M (1974) Antibody-coated bacteria in the urine and the site of urinary tract infection. N Engl J Med 290:588–590
57. Thomas VL, Forland M, LeStourgeon D, Shelokov A (1978) Antibody-coated bacteria in persistent and recurrent urinary tract infections. Kidney Int 14:607–613
58. Willscher MK, Bauer SB, Zammuto PJ, Retik AB (1976) Infection of the urinary tract after anti-reflux surgery. J Pediatr 89:743–746
59. Winberg J, Andersen JH, Bergström T, Jacobsson B, Larson H, Lincoln K (1974) Epidemiology of symptomatic urinary tract infection in childhood. Acta Paediatr Scand [Suppl] 252:1–20

Untersuchungsmethoden

Methodik der indirekten Blutdruckmessung beim Kind

H. J. Bachmann

Die indirekte Messung des arteriellen Blutdrucks, bei Erwachsenen seit Jahrzehnten selbstverständlicher Bestandteil der normalen körperlichen Untersuchung, wird zunehmend auch in der Pädiatrie als unerläßlich anerkannt. Ihre bisherige Vernachlässigung bei Kindern beruhte zum Teil auf methodischen Problemen – die herkömmliche Blutdruckmessung nach Riva Rocci und Korotkow gestaltet sich bei Neugeborenen und Säuglingen oft schwierig –; aber auch die verbreitete Vorstellung, die arterielle Hypertonie im Kindesalter sei eine seltene Krankheit, stand einer routinemäßigen Blutdruckmessung bei Kindern im Wege.

Neuere Daten machen es wahrscheinlich, daß die essentielle Hypertonie des Erwachsenen oft schon im Kindesalter begonnen hat [13].

Besondere Bedeutung gewinnt die Blutdruckmessung bei allen Patienten mit renalen, kardiovaskulären und endokrinen Grundkrankheiten, weil diese Erkrankungen erfahrungsgemäß häufig mit einer Hypertonie einhergehen.

Bei der Interpretation von Untersuchungsergebnissen muß berücksichtigt werden, daß der Blutdruck keine starre Größe darstellt, sondern ständig von einer Vielzahl physiologischer Einflüsse reguliert und verändert wird, zum Beispiel durch Herzschlagvolumen und -frequenz, Blutvolumen, peripheren Gefäßwiderstand. Während des Schlafes sind die Blutdruckwerte niedriger als im Wachzustand. Bei Erwachsenen ist eine diurnale Blutdruckrhythmik bekannt mit niedrigen Druckwerten am Morgen und höheren am späten Nachmittag und Abend [5]. Nach dem Essen kommt es zu einem geringen Blutdruckanstieg [6]. Auch eine volle Blase kann einen Blutdruckanstieg verursachen. Diese Blutdruckschwankungen werden bei der direkten und indirekten Blutdruckmessung in gleicher Weise registriert und sind Ausdruck der physiologischen Variabilität des Blutdruckniveaus.

Bei der indirekten Blutdruckmessung gibt es eine Vielzahl zusätzlicher Fehlermöglichkeiten, die das Ergebnis der Messung verfälschen können. Die Abweichung, die durch *einen* Fehler entsteht, ist gewöhnlich gering, kann aber bei Summation *vieler* Fehler beträchtlich sein. Fehlermöglichkeiten sind durch das Blutdruckmeßgerät, durch den Meßvorgang, durch den Patienten und durch den Untersucher gegeben. Zuverlässige Ergebnisse lassen sich trotzdem erreichen, wenn diese äußeren Fehlermöglichkeiten beachtet und gering gehalten werden, indem die Untersuchung unter möglichst standardisierten Bedingungen geschieht. Die Bedeutung *eines* Blutdruckwertes darf nicht überschätzt werden. Pathologische Blutdruckwerte bedürfen in jedem Fall der *Kontrolle* durch weitere Blutdruckmessungen.

Blutdruckmeßgeräte

Die indirekte Blutdruckmessung nach Riva Rocci und Korotkow kann mit zwei Gerätetypen, dem Quecksilbermanometer und dem Membranmanometer erfolgen. Unter Praxis- oder Klinikbedingungen ist das Quecksilbermanometer wegen seiner größeren Zuverlässigkeit zu bevorzugen. Der Vorteil des Quecksilbermanometers besteht vor allem darin, daß seine Konstruktion und Funktion jederzeit übersehbar und überprüfbar ist. Fehlermöglichkeiten sind u. a. gegeben, wenn der Nullpunkt der Quecksilbersäule nicht mit dem Nullpunkt des Steigrohres übereinstimmt, bei Quecksilberverlust und bei zu kleinem Quecksilberreservoir.

Das Membranmanometer hat den Vorteil, handlicher und robuster zu sein. Da die Druckdosen im Laufe der Zeit ihre mechanischen Eigenschaften ändern, müssen Membranmanometer - durch Verbindung mit einem Quecksilbermanometer - häufig nachgeeicht werden; anderenfalls kommt es zu beträchtlichen Meßfehlern. Bei der Eichung werden die Druckwerte beider Manometer im gesamten Meßbereich miteinander verglichen.

Bei Neugeborenen und Säuglingen ist die Auskultation der Korotkow-Geräusche schwierig, da die Geräusche oft nur leise zu hören sind. Die Einführung von Blutdruckgeräten, die nach dem Ultraschall-Dopplerprinzip arbeiten, bedeutete für die Blutdruckmessung in dieser Altersgruppe einen großen Fortschritt. Bei diesem Verfahren wird der Ultraschallkopf über der Arterie appliziert, er dient gleichzeitig als Sender und Empfänger von Ultraschallwellen. Treffen die Ultraschallwellen auf eine immobile Struktur, werden sie ohne Frequenzänderung reflektiert; treffen sie auf eine mobile Struktur - wie z. B auf die Wand der pulsierenden Arterie -, ändert sich die Frequenz der reflektierten Ultraschallwellen; das Ausmaß der Frequenzänderung ist von der Geschwindigkeit des Blutflusses und der hierdurch bedingten Änderung der arteriellen Wandbewegungen abhängig. Die Frequenzänderungen werden hörbar als akustische Signale. Der Druck in der Blutdruckmanschette wird zunächst soweit erhöht, bis der systolische Blutdruck überschritten ist; zu diesem Zeitpunkt ist die Arterie verschlossen, die Ultraschallwellen treffen auf eine immobile Struktur und werden ohne Frequenzänderung reflektiert; wird der Manschettendruck langsam vermindert, öffnet sich bei Erreichen des systolischen Druckes die Arterie, die Ultraschallwellen treffen auf eine bewegliche Struktur, es kommt zur Frequenzänderung der Ultraschallwellen und damit zum Auftreten akustischer Signale. Bei Unterschreiten des diastolischen Druckes bleibt die Arterie kontinuierlich geöffnet und Frequenzänderungen der reflektierten Ultraschallwellen bleiben aus.

Die mit den Ultraschalldopplergeräten gemessenen systolischen Blutdruckwerte entsprechen weitgehend intraarteriell erhobenen Blutdruckwerten. Für die diastolischen Werte ist diese Korrelation weniger eng [1,4]. Der hohe Anschaffungspreis dieser Geräte verhindert bislang eine breitere Anwendung dieser Methodik; als unentbehrlich haben sie sich inzwischen auf Neugeborenen-Intensiveinheiten und ähnlichen Stationen erwiesen.

Eine alternative Möglichkeit für die Blutdruckmessung bei Säuglingen ist die Flush-Methode [2]. Nach Anlegen einer 5 cm breiten Manschette am Handgelenk für die Blutdruckmessung der oberen Extremität oder im Knöchelbereich für die Blutdruckmessung an der unteren Extremität werden Hand oder Fuß blutarm gemacht, indem das Blut von distal nach proximal ausgestrichen oder besser ausgewickelt wird.

Anschließend wird der Manschettendruck bis auf 200 mm Hg erhöht und die Bandage wieder entfernt; bei langsam fallendem Manschettendruck (max. 5 mm Hg/sec) wird der Punkt ermittelt, bei dem es zu einer plötzlichen Rötung der Hand oder des Fußes distal der Manschette kommt. Der zu diesem Zeitpunkt gemessene Blutdruck entspricht in etwa dem arteriellen Mitteldruck (Abb. 1).

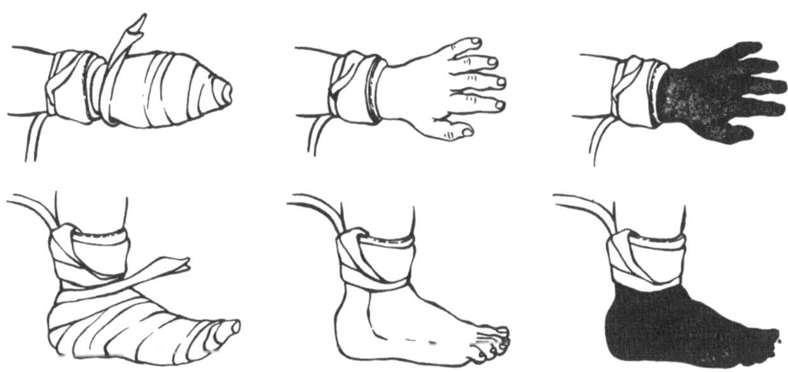

Abb. 1. Blutdruckmessung mit der Flush-Methode. (Nach [8])

Der Nachteil der Flush-Methode besteht u. a. darin, daß zur Ermittlung eines zuverlässigen Wertes 2 Personen erforderlich sind. Ein großer Vorteil liegt in der Möglichkeit einer gleichzeitigen vergleichenden Blutdruckmessung zwischen oberer und unterer Extremität – beispielsweise zur Diagnose einer Aortenisthmusstenose (Abb. 2). Da es bei dieser vergleichenden Messung weniger auf die absoluten Blut-

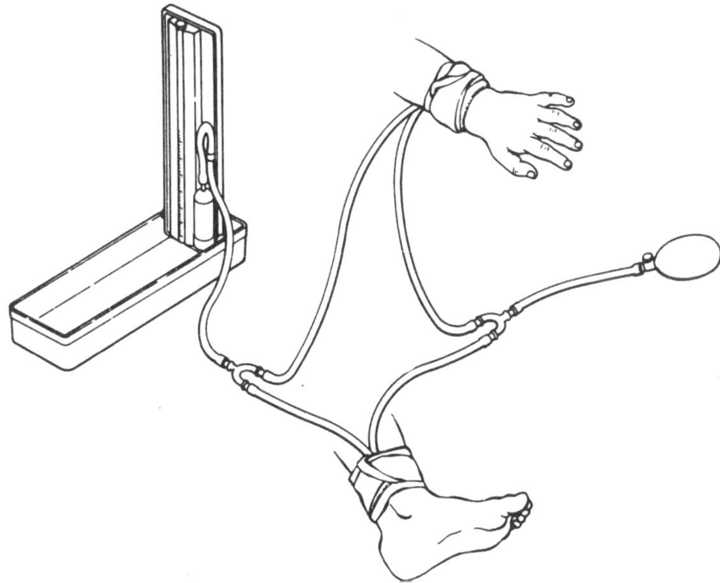

Abb. 2. Vergleichende Blutdruckmessung zwischen oberer und unterer Extremität mit der Flush-Methode. (Nach [8a])

druckwerte und mehr auf die Blutdruckdifferenz zwischen oberer und unterer Extremität ankommt, ist es für die Beurteilung unerheblich, ob der Säugling während des Meßvorganges ruhig ist oder ob er schreit.

Manschettenmaße

Breite und Länge der Manschette sind von entscheidender Bedeutung für die Erstellung richtiger Blutdruckwerte. Dabei kommt der Manschettenbreite eine größere Bedeutung zu als der Manschettenlänge. Die Angaben zur Manschettenbreite beziehen sich auf den Gummiteil der Manschette, nicht auf die den Gummiteil umgebende Stofftasche.

Bei Wahl einer zu schmalen Manschette werden fälschlicherweise zu hohe Blutdruckwerte gemessen. Dies kann zu unnötigen diagnostischen und therapeutischen Konsequenzen (small-cuff-syndrom) [3] führen.

Besonders große Ungenauigkeiten sind mit der Verwendung der 2,5–3 cm breiten Manschette für die Blutdruckmessung bei Säuglingen verbunden. Mit dieser schmalen Manschette läßt sich in seltenen Fällen auch bei sehr hohen Manschettendrucken keine Kompression der Arteria brachialis erreichen. Bei Säuglingen ist deshalb grundsätzlich die Blutdruckmessung mit der 5 cm breiten Manschette zu bevorzugen. Schmalere Manschetten sind nur für die Blutdruckmessung bei Frühgeborenen sinnvoll.

Für die Messung bei Erwachsenen werden üblicherweise Manschetten mit einer Breite von 12,0–14,0 cm verwendet. Für die Blutdruckmessung bei Kindern und Jugendlichen sind Manschetten mit einer Breite von 5,0–14,0 cm denkbar. Theoretisch ist eine individuelle Abstimmung auf den einzelnen Patienten – nach Oberarmumfang und Oberarmlänge – mit einer Vielzahl verschiedener Manschettenbreiten möglich [10, 14]. Für den praktischen Gebrauch ist dieses Verfahren nicht durchführbar. Ausreichend zuverlässige Blutdruckwerte werden gemessen, wenn die Manschette mindestens ⅔ der Oberarmlänge bedeckt [13], für die Messung am Arm sind 3 Manschettenbreiten erforderlich (5 cm, 8–9 cm, 12–13 cm). Die 5 cm breite Manschette wird gewöhnlich bei Säuglingen, die 8–9 cm breite Manschette bei Kleinkindern und die 12–13 cm breite Manschette bei Schulkindern und Jugendlichen verwendet (Tabelle 1).

Tabelle 1. Manschettenmaße (Gummiteil) für die Blutdruckmessung bei Kindern und Jugendlichen am Arm und am Bein

	Arm		Bein	
	Breite cm	Länge cm	Breite cm	Länge cm
Säugling	5	13	8–9	20
Kleinkind	8–9	20	12–13	25
Schulkind	12–13	25	12–13	25
Jugendlicher	12–13	25	16–20	30

Die Wahl der richtigen Manschette für die Blutdruckmessung am Oberschenkel ist problematisch. Gesicherte Daten liegen hierzu nicht vor. Es erscheint in Analogie zu der Blutdruckmessung am Arm sinnvoll, Manschetten zu verwenden, die mindestens ⅔ der Oberschenkellänge bedecken; für die Schulkinder und Jugendlichen sind deshalb zusätzliche Manschetten mit einer Breite von 16–20 cm erforderlich (Tabelle 1). Die geläufige Vorstellung, die Blutdruckwerte an der unteren Extremität seien höher als an der oberen Extremität, trifft nicht zu [11, 12].

Die Länge des Gummiteils der Manschette sollte so dimensioniert sein, daß mindestens der innere Halbumfang des Oberarmes oder Oberschenkels vom Gummiteil bedeckt ist. Bei Erwachsenen beträgt die Länge des Gummiteils ca. 25 cm [7]. Bei Säuglingen sollte die Manschettenlänge mindestens 13 cm, bei Kleinkindern 20 cm und bei Schulkindern und Jugendlichen ebenso wie bei Erwachsenen 25 cm betragen [13].

Meßvorgang

Die in der Manschette vorhandene Luft ist möglichst vollständig auszudrücken. Die Manschette soll fest angelegt werden, ohne die Blutzirkulation zu beeinträchtigen. Der distale Manschettenrand sollte sich ca. 2,5 cm oberhalb der Ellenbeuge befinden und keinen Kontakt mit dem Stethoskop haben.

Nach Palpation der Arterie in der Ellenbeuge wird das Stethoskop in diesem Bereich aufgesetzt, ohne daß eine Kompression der Arterie mit den hierdurch bedingten Stenosegeräuschen auftritt – eine Kompression der Arterie ist besonders leicht bei Säuglingen und Kleinkindern möglich. Unter Palpation der Arteria radialis wird die Manschette rasch aufgeblasen, nach Verschwinden des Radialis-Pulses wird der Manschettendruck noch um weitere 30 mm HG erhöht. Die Druckablaßgeschwindigkeit soll nicht mehr als 2–3 bis max. 5 mm Hg pro Sekunde betragen, um systolische und diastolische Blutdruckwerte möglichst genau zu erfassen. Bei entsprechender Übung wird man den Manschettendruck in dem Bereich um den systolischen und diastolischen Blutdruck langsam, in den übrigen Bereichen schneller absinken lassen.

Das Erkennen des 1. Korotkow-Geräusches, das für die Festlegung des systolischen Blutdrucks verwendet wird, ist unproblematisch. Divergierende Meinungen existieren zur Festlegung des diastolischen Blutdrucks. Infrage kommen Phase IV, das sog. Muffling, oder Phase V, das völlige Verschwinden der Korotkow-Geräusche. In keiner der beiden Phasen wird exakt der intraarteriell gemessene Blutdruck erfaßt; die in Phase IV gemessenen diastolischen Blutdruckwerte sind etwas höher, die in Phase V gemessenen Werte etwas niedriger als die intraarteriell gemessenen diastolischen Blutdruckwerte [9, 13]. Nach den z.Z. gültigen Empfehlungen des Task Force on Blood Pressure Control in Children ist die IV. Phase zur Festlegung des diastolischen Blutdrucks zu bevorzugen [13]. Diese Empfehlung befindet sich in Übereinstimmung mit entsprechenden Empfehlungen der Deutschen Gesellschaft für Kreislaufforschung [7].

Die Blutdruckmessung kann am liegenden oder am sitzenden Patienten erfolgen (Abb. 3). Die Blutdruckdifferenz zwischen beiden Positionen ist unerheblich [7]. Stärkere Differenzen sind bei antihypertensiver Therapie mit orthostatisch wirksamen Medikamenten möglich. Bei der Messung im Sitzen sollte der Unterarm entspannt auf einer Unterlage aufliegen, und die Manschette sollte sich in Herzhöhe befinden.

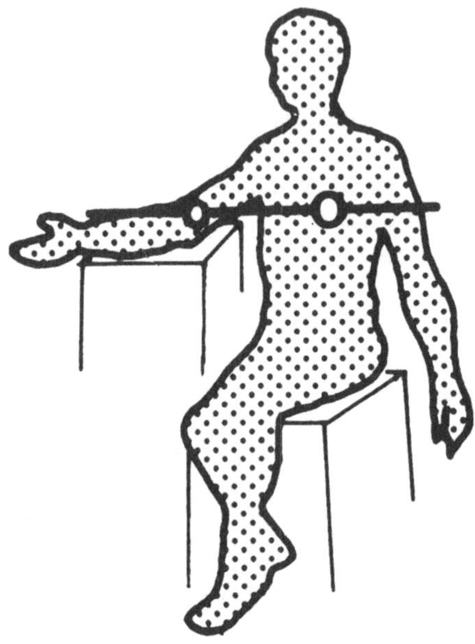

Abb. 3. Armhaltung des Patienten bei der Blutdruckmessung im Sitzen

Bei der Erstuntersuchung eines Patienten empfiehlt sich eine Vergleichsmessung zwischen dem rechten und dem linken Arm zur Feststellung von Seitendifferenzen sowie eine Vergleichsmessung zwischen Arm und Bein zur Erkennung einer Aortenisthmusstenose. Der rechte Arm ist für die Blutdruckmessung zu bevorzugen, da die Durchblutung der linken Arteria brachialis bei Anomalien des Aortenbogens häufig beeinträchtigt ist. Emotionelle Faktoren wie Angst, Spannung, Freude und Unruhe verändern durch ihren Einfluß auf hämodynamische Faktoren den Blutdruck beträchtlich. Es ist wahrscheinlich, daß diesen Faktoren bei Kindern eine ähnliche, vielleicht sogar noch größere Bedeutung als bei Erwachsenen zukommt. Die Blutdruckuntersuchung sollte deshalb unbedingt in einer ruhigen und entspannten Atmosphäre erfolgen. Einmalige Blutdruckerhöhungen können nicht als pathologisch gewertet werden, Kontrolluntersuchungen sind jedoch indiziert. Um den Arzt als Angst auslösenden Faktor auszuschalten, wird empfohlen, die Blutdruckmessung durch geschultes Personal durchführen zu lassen [13].

Tabelle 2. Blutdruckwerte bei Säuglingen; Abhängigkeit des Blutdruckniveaus von äußeren Faktoren (Keuth 1955)

	Blutdruck (mm Hg)	
	systolisch	diastolisch
im Schlaf	94	54
10 Minuten nach der Mahlzeit	102	60
während der Mahlzeit	120	79

Besonders groß sind Blutdruckschwankungen bei Säuglingen und Kleinkindern (Tabelle 2). Die Blutdruckdifferenzen, die zwischen verschiedenen Situationen wie Lachen, Schlafen, Essen, Schreien und ruhigem Wachsein auftreten, betragen nach den Angaben von Keuth [6] systolisch und diastolisch im Durchschnitt 25 mm Hg. Die niedrigsten Werte wurden im Schlaf gemessen. Nur geringfügig höhere Werte ergaben sich 10 min nach dem Füttern, deutlich höhere Werte während der Flaschenfütterung. Es empfiehlt sich deshalb bei Säuglingen, Blutdruckmessungen entweder während des Schlafes oder 10 min nach der Fütterung durchzuführen.

Die mit der indirekten Blutdruckmessung verbundenen Fehlermöglichkeiten lassen sich bei Beachtung der hier angegebenen Empfehlungen auf ein Minimum reduzieren. Trotz ihrer begrenzten Genauigkeit hat diese Methode große Vorteile, da der apparative Aufwand gering ist, der Patient durch die Untersuchung kaum belästigt wird, und die Untersuchung beliebig oft wiederholbar ist.

Literatur

1. George CF, Lewis PJ, Petrie A (1975) Clinical experience with use of ultrasound sphygmomanometer. Br Heart J 37:804
2. Goldring D, Wohltmann H (1952) Flush method for blood pressure determinations in newborn infants. J Pediatr 40:285
3. Hansen RL, Stickler GB (1966) The „Nonhypertension" or „Small-Cuff" syndrome, Clin Pediatr (Phila) 5:579
4. Hernandez A, Goldring D, Hartmann AF (1971) Measurement of blood pressure in infants and children by the doppler ultrasonic technique. Pediatrics 48:788
5. Jahneke J (1974) Risikofaktor Hypertonie, Boehringer, Mannheim
6. Keuth U (1955) Ergebnisse sphygmographischer Blutdruckmessung beim Säugling. Z Kinderheilk 77:443
7. Kommission der Deutschen Gesellschaft für Kreislaufforschung: Bock KD, Gillmann H, Heintz R, Heintzen P, Lippross O, Losse H, Meesmann W, Wetterer E (1971) Erläuterungen: Die indirekte Blutdruckmessung. „Empfehlungen zur indirekten Messung des Blutdrucks beim Menschen". Z Kreislaufforsch. 60:4
8. Moss AJ, Adams FH (1962) Problems of blood pressure in childhood. Charles C. Thomas, Springfield, Illinois
9. Moss AJ, Adams FH (1963) Index of indirect estimation of diastolic blood pressure. Muffling versus complete cessation of vascular sounds. Am J Dis Child 106:364
10. Moss AJ, Adams FH (1965) Auscultatory and intra-arterial pressure: A comparison in children with special reference to cuff width. J Pediatr 66:1094
11. Park MK, Guntheroth WC (1970) Direct blood pressure measurements in brachial and femoral arteries in children. Circulation 61:231
12. Pascarelli EF, Bertrand CA (1964) Comparison of blood pressures in the arms and legs. N Engl J Med 270:693
13. Report of the Task Force on Blood Pressure Control in Children. Pediatrics [Suppl] 59:797
14. Robinow M, Hamilton WF, Woodbury RA, Volpitto PP (1939) Accuracy of clinical determinations of blood pressure in children (with values under normal and abnormal conditions). Am J Dis Child 58:102

Standardisierte Messungen der Nierenparenchymdicke – Methode und diagnostischer Wert bei Kindern

I. Claësson und B. Jacobsson

Die Nierengröße ist auf der Basis verschiedener Meßmethoden am röntgenologischen Organschatten untersucht worden, seit Hodson 1959 die Aufmerksamkeit auf die bei Kindern mit Harnwegsinfektion vorkommenden röntgenologischen Zeichen einer Nierenparenchymschädigung lenkte [9]: den fokalen Parenchymschwund, die narbige Oberflächeneinziehung und die Verplumpung des der Narbe gegenüberliegenden Kelchendes. Bei „gesunden Kindern" sind verschiedene Parameter am röntgenologischen Nierenschatten gemessen worden, z. B. die Längsachse, die Querachse, die Nierenfläche und die sog. Parenchymmasse [1–5, 7–13, 17]. Der Wert solcher Messungen für die Erkennung einer Nierenparenchymschädigung ist jedoch nicht mit dem der konventionellen urographischen Beurteilungskriterien verglichen worden. Eine technisch einfache Methode für die Beurteilung der Nierenlängsachse wurde von Eklöf und Ringertz beschrieben [5]. Sie betonten, daß eine fast lineare Korrelation zwischen der Nierenlängsachse und der Höhe des Lumbalsegments L1–L3 sowie dem Quotienten der Nierenlängen rechts und links besteht. Außerdem veröffentlichten sie ein Nomogramm, in welchem die Nierenlängsachse bei verschiedenen Maßen für L1–L3 in Standardabweichungen vom Normalwert ausgedrückt wird.

Der früheste röntgenologische Befund bei Nierenparenchymschädigungen von Kindern mit Harnwegsinfektion kann in einer umschriebenen Verschmächtigung des Parenchymsaumes bestehen. Daher prüften wir, ob Untersuchungen der Parenchymdicke in genau definierten Teilen der Niere Parenchymläsionen genauer erfassen als eine Untersuchung der Längsachse des gesamten Organs.

Material und Methode

Unsere Normalwerte wurden an Nieren von 136 Kindern (85 Jungen, 51 Mädchen) im Alter von 1 Woche bis 16 Jahren ermittelt, die keine Harnwegsinfektion gehabt hatten und bei der klinischen Untersuchung, üblichen Laboruntersuchungen und der Urographie keine pathologischen Befunde boten. Kinder mit Doppelungen des oberen Harntrakts blieben ausgeschlossen. Größenunterschiede zwischen beiden Nieren waren kein Ausschließungsgrund. Der Fokus-Film-Abstand betrug 1,00 m.

Die Parenchymmasse jeder Niere wurde an den in Abb. 1 dargestellten, genau definierten Meßpunkten bestimmt [2]. Die Dicke der polaren Parenchymkappen wurde entlang einer parallel zur Längsachse verlaufenden Linie gemessen, die vom Zentralpunkt des am meisten kranial und des am meisten kaudal gelegenen Calix minor zur Außenkontur der Niere verlief. Außerdem wurde als laterale Parenchymdicke der senkrechte Abstand zwischen dem Zentralpunkt der am weitesten vorgelagerten lateralen Papillenspitze und der Nierenaußenkontur gemessen (Abb. 1).

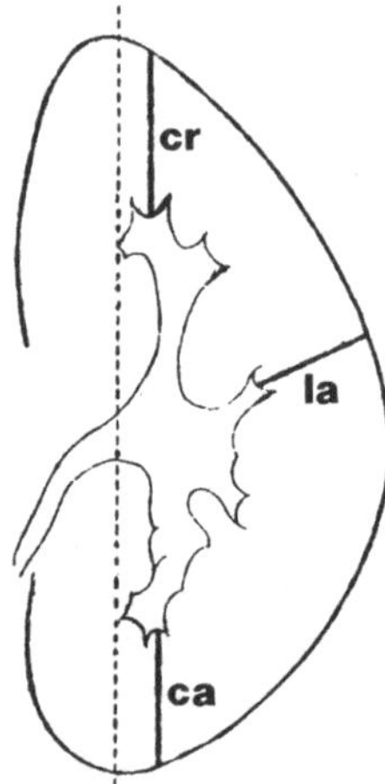

Abb. 1. Dickenmessungen am Nierenparenchym. Einzelheiten im Text (cr = cranial, la = lateral, ca = caudal)

Die Längenmaße der Nieren wurden gegen die Höhen der Segmente L1–L3 aufgezeichnet und die Regressionsgeraden berechnet. Außerdem wurden der Quotient der Maße für die rechte und die linke Niere und der normale Variationsbereich berechnet.

Nomogramm

Wir erstellten ein Nomogramm, in welchem die Nierenlängsachse und die Parenchymdicke am kranialen und kaudalen Pol sowie lateral in ein Verhältnis zur Höhe des Segments L1–L3 gesetzt wird. Das Nomogramm enthält auch Quotienten zwischen rechts und links für die Nierenlängsachse und die Parenchymdicke an den beschriebenen Meßpunkten. Die Abweichungen vom Normalen werden im Nomogramm in Standardabweichungen ausgedrückt (Abb. 2).

Diagnostischer Wert

Die beschriebenen Messungen wurden an den initialen Urogrammen von 29 Kindern durchgeführt (17 Mädchen, 12 Knaben im Alter von 0,1 bis 12,3 Jahren). Dabei handelte es sich um alle 29 Kinder aus einer Gruppe von 596 aufeinanderfolgenden Patienten mit Harnwegsinfektion, die in der Kinderklinik oder in den geburtshilflichen Kliniken Göteborgs in der Zeit von 1960 bis 1966 untersucht und behandelt wurden und im initialen oder einem späteren Urogramm Zeichen einer Nierenparenchymschädigung aufwiesen [15]. Ihre Anamnese ergab keine Hinweise auf eine frühere symptomatische Harnwegsinfektion. Patienten mit Anomalien des äußeren Genitale, mit zystischen Nierenkrankheiten, neurogenen Blasenentleerungsstörungen oder Obstruktionen des Harntrakts wurden ausgeschlossen; der vesikoureterorenale Reflux wurde nicht als obstruktive Läsion aufgefaßt. Kinder mit Doppelung des Harntrakts wurden nicht ausgeschlossen.

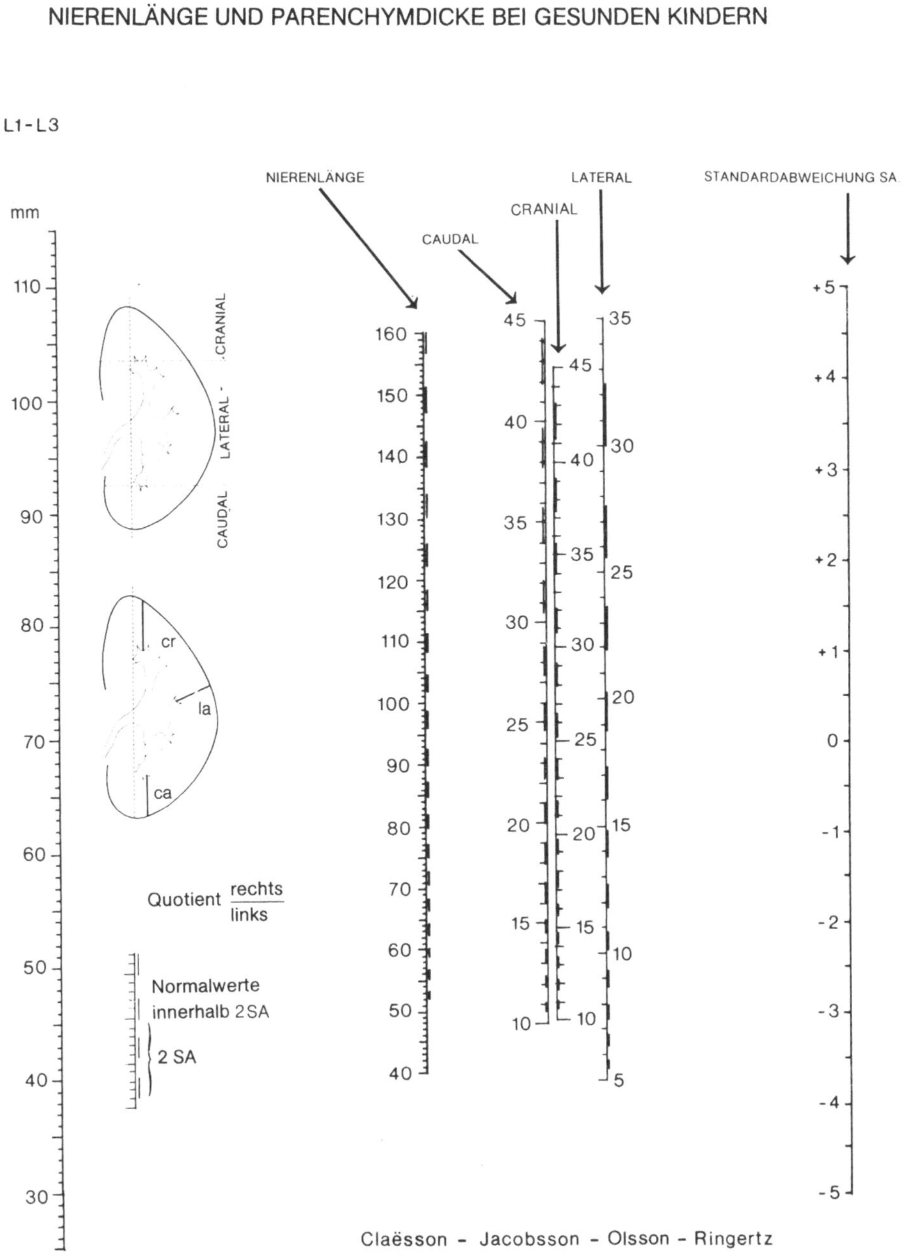

NIERENLÄNGE UND PARENCHYMDICKE BEI GESUNDEN KINDERN

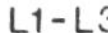

Abb. 2. Die Verbindungslinie von der linken Säule (L1–L3) zu irgendeiner der mittleren Säulen zeigt auf der rechten Säule die Standardabweichung an. Der Quotient zwischen rechter und linker Seite kann für jeden Parameter durch Ablesen an der jeweiligen Säule ermittelt werden. Die Anzahl der Standardabweichungen ergibt sich aus der Zahl dicker Striche zwischen den für rechts und links gemessenen Werten (jeder dicke Strich entspricht ½ Standardabweichung). Abweichungen um mehr als 2 Standardabweichungen sind pathologisch

Die 29 untersuchten Kinder hatten 32 geschädigte Nieren. Bei 2 Jungen und einem Mädchen war der Schaden beidseitig. Der durchschnittliche Zeitabstand zwischen initialem Urogramm und erster Kontrolluntersuchung betrug 3,4 Jahre, der von der ersten bis zur letzten Urographie im Durchschnitt 11,3 Jahre.

Die Nierenlängsachse und Parenchymdicke [2] sowie die Parenchymfläche [14] wurden gemessen und ein Parenchymindex [12] berechnet. In der Tabelle 1 sind die Meßergebnisse, darüber hinaus aber die Ergebnisse einer Beurteilung nach konventionellen Kriterien während einer Erstuntersuchung und während einer Nachuntersuchung durch uns zusammengestellt; hierbei wurde vor allem überprüft, welchen Nutzen die Kombination mehrerer Beurteilungsverfahren bietet.

Tabelle 1. Entdeckung von Nierenparenchymschäden (32 Nieren) beim Einsatz verschiedener Untersuchungsmethoden[a]
1: Messungen der Nierenparenchymdicke im cranialen und caudalen Pol sowie lateral; 2: Parenchymindex (Hodson und Mitarbeiter); 3: Nierenlängsachse; 4: Nierenquerachse; 5: Fläche (Jorulf und Mitarbeiter); 6: konventionelle radiologische Beurteilung

	Initiale Urographie, 28 beurteilbare Nieren						Erste Kontrollurographie						Letzte Kontrollurographie					
	1	2	3	4	5	6	1	2	3	4	5	6	1	2	3	4	5	6
1	24						32						32					
2	24	11					32	20					32	24				
3	25	15	9				32	24	14				32	28	20			
4	24	13	12	6			32	25	20	15			32	27	24	1		
5	24	12	9	8	4		32	22	15	18	9		32	25	23	21	14	
6	30	23	23	24	23	22	32	32	32	32	32	32	32	32	32	32	32	32

[a] In den Quadraten ist die Zahl der durch einzelne oder kombinierte Parameter entdeckten geschädigten Nieren angegeben

Ergebnisse

Bei allen Meßmethoden wiesen die Ergebnisse eine enge Korrelation mit der Höhe L1–L3 auf. Die Meßergebnisse der beiden Nieren stimmten gut überein; der Quotient rechts zu links schwankte von 0,952 bis 1,063.

Nach diesen Ergebnissen ist bei einseitigen Nierenparenchymschäden ein Seitenvergleich wertvoller als ein Vergleich einer Niere mit dem Segment L1–L3. Die beste Symmetrie wurde für die oberen und unteren Polkappen gefunden.

Bei der ursprünglichen Beurteilung nach konventionellen Kriterien des ersten Urogramms wurden bei 19 der 32 Nieren Narben oder Kelchveränderungen gefunden; die Kelchveränderungen waren in einem Teil der Fälle so diskret, daß nicht von eindeutigen Verplumpungen gesprochen werden konnte (Tabelle 1).

Bei einer Nachuntersuchung mit konventionellen Beurteilungskriterien wurden 22 Nieren als geschädigt eingestuft. Bei 4 der 32 Nieren war keine zuverlässige Messung möglich.

Beim ersten Urogramm wurde in 24 Nieren eine fokale Parenchymverschmächtigung nachgewiesen. Eine Deformierung des zugehörigen Kelchendes wurde in 16 Nieren gefunden.

Bei 4 der 28 meßbaren Nieren entwickelte sich eine Kelchdeformierung vor einer nachweisbaren Parenchymverschmächtigung. Allerdings gehörten 2 dieser 4 Nieren zu 2 Patienten mit beidseitigen Nierenparenchymschäden; bei ihnen dürfte der Parenchymquotient wenig zuverlässig sein. 7 der 28 meßbaren Nieren zeigten einen Parenchymschwund, bevor Kelchveränderungen nachweisbar waren. In keinem einzigen Fall war nur die Nierenbreite pathologisch verändert, die Dicke des lateralen Parenchymsaumes oder des Poles jedoch normal.

Parenchymindex

Der nach der Methode von Hodson [12] berechnete Parenchymindex war für 11 Nieren pathologisch. Bei diesen Kindern waren auch die Ergebnisse der Parenchymdikkenmessung pathologisch.

Nierenlänge

Bei Zugrundelegung des Quotienten zwischen den Meßergebnissen für beide Nieren waren 9 Nieren zu kurz; bei 4 von ihnen war die Längsache auch im Vergleich zum Segment L1–L3 zu kurz.

Nierenbreite

Die Breite von 14 Nieren waren reduziert. Bei allen war auch der laterale Parenchymmantel verschmächtigt.

Parenchymfläche

Die Fläche von 4 Nieren war reduziert.

Weitaus am ergiebigsten war eine Kombination der konventionellen Beurteilungskriterien mit Parenchymmessungen; diese Kombination deckte bei 30 der 32 Nieren eine Nierenschädigung auf (94%; Tabelle 1). Bei 7 der mit anderen Methoden nicht entdeckbaren Nierenparenchymschäden wurde die Diagnose aufgrund von Messungen der Nierenparenchymmasse gestellt (22%).

Bei der ersten *Nachuntersuchung* waren alle 32 Nieren beurteilbar und nach konventionellen Beurteilungskriterien geschädigt. Auch bei Messungen der Parenchym dicke war in allen Fällen eine Schädigung nachweisbar. Die anderen Untersuchungsverfahren brachten nicht in allen Fällen pathologische Ergebnisse (Tabelle 1).

Diskussion

Normalerweise besteht zwischen den Parenchymmaßen beider Nieren kein nennenswerter Unterschied. Hodson [9–12] betonte, daß die Parenchymschädigungen bei Kindern mit Harnwegsinfektion in der Regel asymmetrisch sind. Currarino [4] sowie Eklöf u. Mitarb. [5] haben eine enge Korrelation zwischen der Länge eines Lumbalwirbelsegments und der Nierenlänge nachgewiesen. Ähnliche Korrelationen wurden in unserer Studie zwischen der Höhe von L_1–L_3 und den Ergebnissen verschiedener Meßmethoden am Nierenparenchym gefunden. Erwartungsgemäß führte in den meisten Fällen der Seitenvergleich zwischen beiden Nieren zum Nachweis des Parenchymschadens. Bei einigen Kindern jedoch, vor allem bei solchen mit beidseitigen Parenchymläsionen, führte der Vergleich der Parenchymmasse mit dem Segment L1–L3 zur Diagnose.

Bei der ersten Untersuchung des initialen Urogramms erwiesen sich 19 der 32 Nieren als geschädigt. Bei sehr sorgfältiger nochmaliger Untersuchung erhöhte sich die Zahl der Nieren mit nachgewiesener Schädigung auf 22 von 32.

Keine Einzelmethode war in der Lage, alle geschädigten Nieren zu erfassen. Eine Kombination der konventionellen Beurteilungskriterien mit Messungen der Parenchymdicke führten in 30 von 32 Nieren zum Schadensnachweis.

Natürlich muß an die Gefahr einer Überdiagnose gedacht werden. Bei der ersten Urographie fanden wir in 9 Nieren mit normalen Kelchenden und normalen Außenkonturen lokale Parenchymmaße, die um mehr als 2 Standardabweichungen kleiner als normal waren. In allen diesen Fällen wurden bei der ersten Kontrolluntersuchung, die im Durchschnitt nach 3,4 Jahren durchgeführt worden war, Kelchdeformierungen beobachtet. Somit kann es sich in diesen Fällen bei den Meßwerten im ersten Urogramm nicht um falsch pathologische Befunde gehandelt haben; hier wurden die Parenchymschäden durch die Messungen früher entdeckt als mit den anderen Beurteilungsmethoden.

In diese Studie wurden 6 geschädigte Doppelnieren aufgenommen, obschon außer für die Nierenlänge [6] keine Normalbereiche für Messungen an Doppelnieren vorliegen. Dennoch dürfte die Einstufung der Meßergebnisse an diesen Nieren als pathologisch zutreffend sein, weil bei späteren Urogrammen die Kelchenden gegenüber dem durch Messungen nachgewiesenen fokalen Parenchymschwund verplumpt waren.

10% der Mädchen und 5% der Knaben in dieser Studie hatten Doppelnieren [19]; gewöhnlich findet man bei ungefähr 30% aller Kinder mit Harnwegsinfektion und Nierenparenchymschaden Doppelnieren. Die große Häufigkeit von Doppelnieren bei Kindern mit Harnwegsinfektion und der beträchtliche Prozentsatz geschädigter Nieren in diesen Fällen scheint eine Messung der Nierenparenchymdicke über die Beurteilung mit herkömmlichen radiologischen Kriterien hinaus bei der Untersuchung von Doppelnieren bei Kindern mit Harnwegsinfektion zu rechtfertigen.

Berichte in der röntgenologischen Literatur über die Entwicklung pyelonephritischer Narben in vorher normalen Nieren sind bisher selten. Ein Grund hierfür könnte darin bestehen, daß die bisher eingesetzten diagnostischen Kriterien zu grob waren und geringe Parenchymschädigungen übersehen wurden. Die oft geringe Parenchymreduktion bei Säuglingen und jungen Kindern ist in einem Teil der Fälle schwer nachzuweisen. Wenn die Außenkonturen der Niere und der Kelche nicht sichtbar sind, sollte das Urogramm mit einer angemessenen Kontrastmitteldosis und ohne vorherigen Wasserentzug wiederholt werden; innerhalb von 2 min nach Beginn der intravenösen Injektion sollte eine erste Aufnahme angefertigt werden, selbst wenn die Injektion noch nicht völlig beendet ist. Luftfüllung des Magens oder Tomographie könnten die Befunde vor allem in dieser jungen Altersstufe, bei denen eine angemessene Behandlung nach unserer Auffassung einen Nierenschaden verhindern oder mindern könnte, erhöhen.

Wenn überhaupt zur Erfassung von Nierenschädigungen Messungen am Urogramm vorgenommen werden, sollten auch standardisierte Messungen der Parenchymdicke erfolgen, weil sie frühe und genaue Informationen versprechen, die zu einer frühen adäquaten Therapie führen können.

Zusammenfassung

Genau definierte Messungen der Nierenparenchymdicke wurden an Urogrammen gesunder Kinder vorgenommen. Ein Nomogramm zur Beurteilung der Nierenlängsachse und der Parenchymdicke am oberen und unteren Pol sowie am lateralen Rand der Niere wurde konstruiert. Der diagnostische Nutzen dieses Nomogramms im Vergleich zu etablierten anderen Messungen und einer konventionellen Beurteilung des Röntgenbildes wurde bei Kindern mit Harnwegsinfektion untersucht. Die diagnostische Ausbeute wurde durch die Messungen der Parenchymdicke verbessert. Die Kombination solcher Messungen mit den konventionellen Beurteilungskriterien hatte die höchste Trefferquote in der Entdeckung von geschädigten Nieren.

Danksagungen

Wir danken Thorsten Olsson für anregende Diskussion und für seine Hilfe beim Entwurf und der Gestaltung des Nomogramms.

Finanzielle Unterstützung wurde gewährt von der Medizinischen Fakultät der Universität Göteborg, von Göteborgs Läkaresällskap und von der Schwedischen Gesellschaft für Medizinische Radiologie.

Die Veröffentlichung der Abbildungen und Tabelle erfolgt mit freundlicher Genehmigung des Herausgebers von Acta Radiologica Diagnosis, Stockholm.

Literatur

1. Claësson I, Jacobsson B, Ringertz H (1978) Early radiologic detection of renal damage in children with pyelonephritis. Abstract Ann Radiol (Paris) 21:224
2. Claësson I, Jacobsson B, Olsson T, Ringertz H (1980) Roentgenologic assessment of renal parenchymal thickness in normal children. Acta Radiol [Diagn] (Stockh)
3. Claësson I, Jacobsson B, Jodal U, Winberg J (1980) Early detection of renal damage in childhood urinary tract infection. Acta Radiol [Diagn] (Stockh)
4. Currarino GC (1965) Roentgenographic estimation of kidney size in normal individuals with emphasis on children. Am J Roentgenol 93:464
5. Eklöf O, Ringertz H (1976) Kidney size in children. A method of assessment. Acta Radiol [Diagn] (Stockh) 17:617

6. Eklöf O, Ringertz H, Tschäppeler H (1976) Kidney size in children with unilateral urinary duplication. Acta Radiol [Diagn] (Stockh) 17:626
7. Friedenberg MJ, Bruce J, Walz A, McAllister WH, Locksmith WH, JP, Gallacher TL (1965) Roentgen size of normal kidneys. Computer analysis of 1.286 cases. J Roentgenol 85:1022
8. Griffiths GJ, Cartwright G, McLachlan MSF (1974) Estimation of renal size from radiographs: Is the effort worthwhile? Clin Radiol 26:249
9. Hodson CJ (1959) The radiological diagnosis of pyelonephritis. Proc Roy Soc Med 52:669
10. Hodson CJ (1960) Hypertension of renal origin. In: McLaren. (ed) Modern trends in diagnostic radiology. 3rd series. Butterworth, London p 124
11. Hodson CJ, Drewe JA, Karn MN, King A (1962) Renal size in normal children. A radiographic study during life. Arch Dis Childh 35:616
12. Hodson CJ, Davies Z, Prescod A (1975) Renal parenchymal radiographic measurement in infants and children. Pediat Radiol 3:16
13. Jorulf H, Nordmark J, Jonsson A (1978) Kidney size in infants and children assessed by area measurement. Acta Radiol [Diagn] (Stockh) 19:154
14. Stolpe Y, Lowell RK, White H (1967) The normal range of renal size in children. Invest Urol 4:600–607
15. Winberg J, Andersen HJ, Bergström T, Jacobsson B, Larsson H, Lincoln K (1974) Epidemiology of symptomatic urinary tract infection in childhood. Acta Paediatrica Scand [Suppl] 252:1

Nuklearmedizinische seitengetrennte Nierenfunktionsprüfungen bei Refluxkranken

E. Oberhausen

Der Nierenfunktion kommt sowohl bei der Festlegung des ursprünglichen Therapieplanes als auch bei der Kontrolle der behandelten Refluxkranken eine wesentliche Bedeutung zu. Da die Erfahrung der letzten Jahre ganz allgemein gezeigt hat, daß nuklearmedizinische Verfahren geeignet sind, in relativ einfachen Untersuchungen wichtige Parameter der Nierenfunktion zu ermitteln, bieten sich diese Verfahren auch zur Beurteilung der Nierenfunktion bei Refluxkranken an.

Zu diesen nuklearmedizinischen Verfahren gehört insbesondere die seitengetrennte Messung der ^{131}J-Hippuran-Clearance mit dem teilabgeschirmten Ganzkörperzäh-

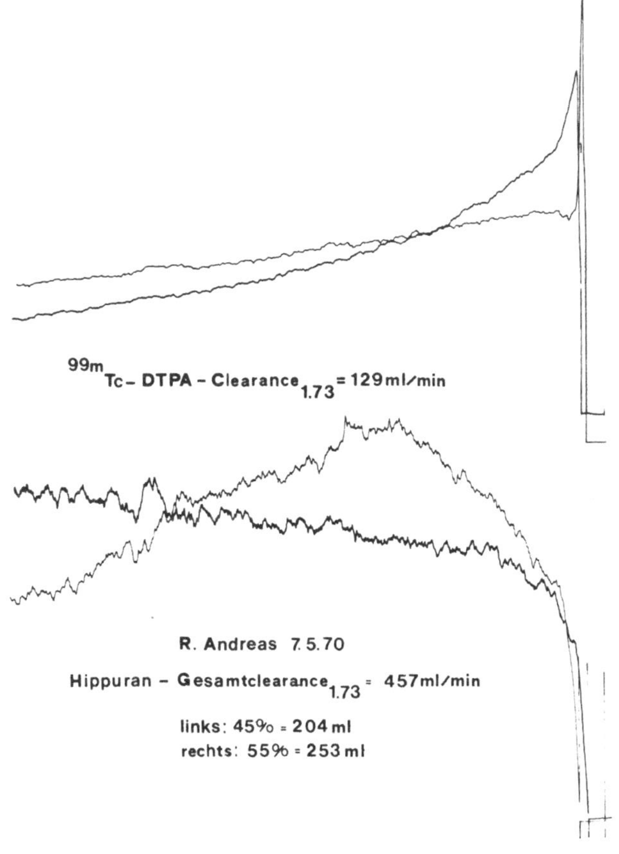

Abb. 1. Ergebnisse einer simultanen Bestimmung der seitengetrennten ^{131}J-Hippuran-Clearance und des Glomerulumfiltrates

ler [7]. Das Meßprinzip besteht darin, daß über einem möglichst großen Bereich des Ganzkörpers die Retention von intravenös injiziertem ^{131}J-Hippuran unter Abschirmung der Nieren und der Blase während etwa 25 min gemessen wird. Aus dem Abfall der Retentionskurve und der zum gleichen Zeitpunkt gemessenen Plasmaaktivität ergibt sich die Gesamtclearance beider Nieren. Die Anteile der beiden Einzelnieren werden aus den gleichzeitig aufgenommenen Isotopennephrogrammen bestimmt. Hierbei muß die mitgemessene außerrenale Gewebeaktivität mit Hilfe der Retentionskurve subtrahiert werden. In der Abb. 1 ist ein vollständiges Meßergebnis dargestellt. Zusätzlich zu den seitengetrennten Werten der ^{131}J-Hippuran-Clearance ist in der Abbildung auch die Retentionskurve des gleichzeitig injizierten ^{99m}Tc-DTPA und der daraus ermittelte Wert für das Glomerulumfiltrat angegeben. Diese simultane Bestimmung der beiden Clearance-Werte ist bei Benutzung der Radiopharmaka ^{131}J-Hippuran und ^{99m}Tc-DTPA möglich, da die Gammaenergien von ^{131}J und ^{99m}Tc genügend unterschiedlich sind und zudem eine patientenspezifische Korrektur der Streustrahlung des ^{131}J im ^{99m}Tc-Meßkanal möglich ist. Somit ist es also möglich, in einer Messung die seitengetrennte ^{131}J-Hippuran-Clearance und gleichzeitig das Glomerulumfiltrat zu messen.

Die Modifikationen des Meßverfahrens mit dem teilabgeschirmten Ganzkörperzähler, bei denen die Retentionskurve nur mit einem auf den Körper aufgesetzten Detektor [6] gemessen wird, oder bei denen auch die Retentionskurve mit der Gammakamera [1] ermittelt wird, führen teilweise zu erheblichen systematischen Abweichungen in den Meßergebnissen [8]. Dies zeigen die in Abb. 2 dargestellten Vergleichsmessungen zwischen den Clearance-Bestimmungen mit dem teilabgeschirmten Ganzkörperzähler und denjenigen mit einer Großfeld-Gammakamera.

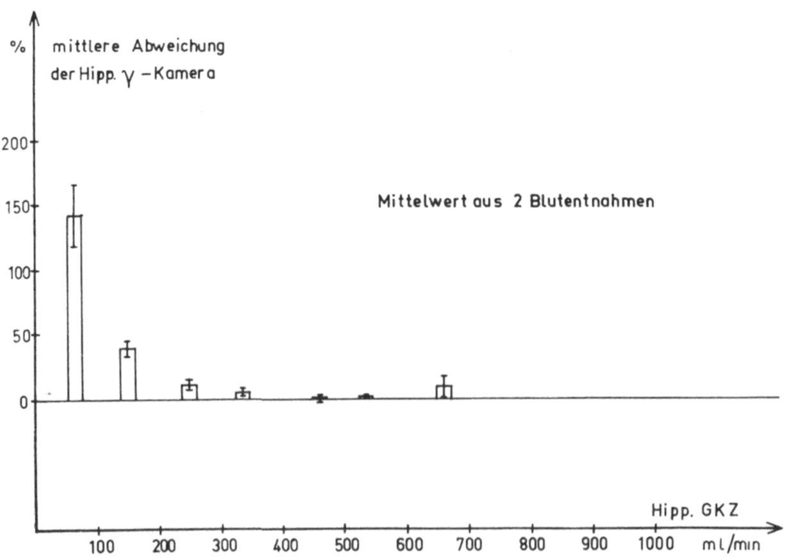

Abb. 2. Mittlere Abweichung der mit Gammakamera bestimmten Hippuran-Clearance in Abhängigkeit von den mit dem teilabgeschirmten Ganzkörperzähler ermittelten Werten

Durch die seitengetrennte Auswertung ergibt sich die Möglichkeit, bei Refluxkranken prae- und postoperativ und auch im weiteren Verlauf die ^{131}J-Hippuran-Clearance der Einzelnieren zu bestimmen [3]. Dies sei an den beiden in Tabelle 1 gezeigten Beispielen demonstriert. Bei dem Patienten W. A. zeigte der Ausgangswert eine deutliche Einschränkung der Clearance der linken Niere. Die 2 bzw. 3 Jahre nach der Antirefluxplastik durchgeführten Messungen ergaben einen deutlichen Anstieg und damit weitgehende Übereinstimmung mit dem Clearance-Wert der kontralateralen Seite.

Tabelle 1. Verlaufsbeobachtungen bei zwei Refluxkranken. Getrenntseitige ^{131}J-Hippuran-Clearance in ml/min

W. A., geb. 9. 8. 1969					
Anti-Reflux links 9. 5. 1975					
Untersuchungsdatum		16. 4. 1975	13. 4. 1977	12. 4. 1978	
linke Niere		119	218	217	
rechte Niere		211	235	240	
K. A., geb. 11. 6. 1938					
Lich-Grégoir li 4,72 rechts 2,72					
Untersuchungsdatum	29. 1. 1970	20. 5. 1970	20. 7. 1970	15. 1. 1973	15. 12. 1975
linke Niere	257	276	277	250	284
rechte Niere	145	192	149	294	306

Bei dem Patienten K. A. zeigte sich bei der linken Niere bei guter Ausgangsclearance praktisch keine Veränderung nach der Antirefluxplastik. Auf der linken Seite dagegen war bei zunächst eingeschränkter Clearance ein deutlicher Anstieg zu verzeichnen.

Neben diesem geschilderten Verfahren der getrenntseitigen Clearance-Bestimmung ergeben sich aushilfsweise noch weitere Möglichkeiten der getrenntseitigen Beurteilung der Nierenfunktion. Seit einigen Jahren wird zur Durchführung der Nierenszintigraphie das mit ^{99m}Tc markierte DMSA verwendet. Einige Autoren vertraten die Meinung, daß die Gesamtfixation des DMSA in den Nieren, ähnlich wie diejenige von $HgCl_2$ proportional der tubulären Zellmasse ist [5].

Nach eigenen Untersuchungen besteht zumindest für die kommerziell erhältlichen Produkte keine Korrelation zwischen der Fixation von DMSA und der Gesamtclearance. Jedoch lassen sich sehr wohl Aussagen über die Seitenverteilung durch die

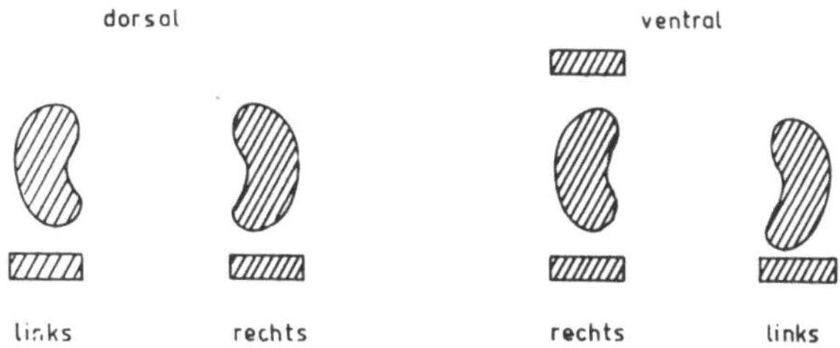

Abb. 3. Bereiche, die zur Bestimmung der Gewebeaktivität und zur Ermittlung der DMSA-Fixation in der Niere verwendet werden

DMSA-Speicherung erreichen, was auch von anderen Untersuchern [2] festgestellt wurde.

Wir gehen dabei so vor, daß 3 h nach der intravenösen Injektion je ein Szintigramm von dorsal und ventral aufgenommen wird. Die Aufnahmen erfolgen mit Gammakamera und Rechnersystem und werden quantitativ ausgewertet. Hierbei muß entsprechend der Abb. 3 die zusätzlich gemessene außerrenale Gewebeaktivität subtrahiert werden. Durch Mittelwertbildung zwischen dorsalem und ventralem Szintigramm erhält man für jede Niere relative Speicherwerte, die von der Lage der Nieren praktisch unabhängig sind. Die Abb. 4 zeigt an einem Beispiel die Gegenüberstellung der Seitenverteilung, die mit ^{131}J-Hippuran und der DMSA-Fixation gemessen wurde.

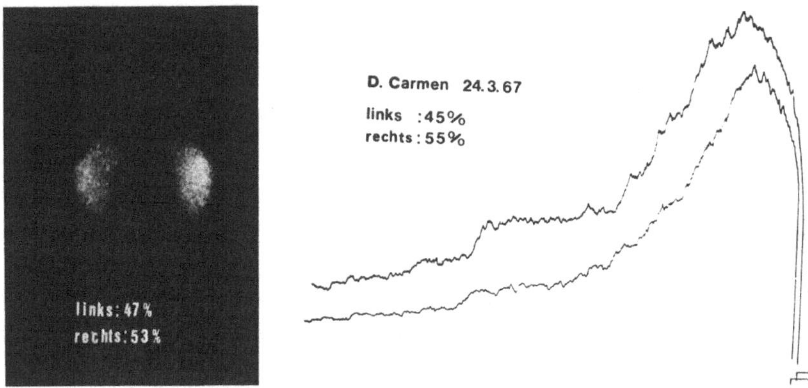

Abb. 4. Seitenverteilung der ^{131}J-Hippuran-Clearance und der Fixation von ^{99m}Tc-DMSA

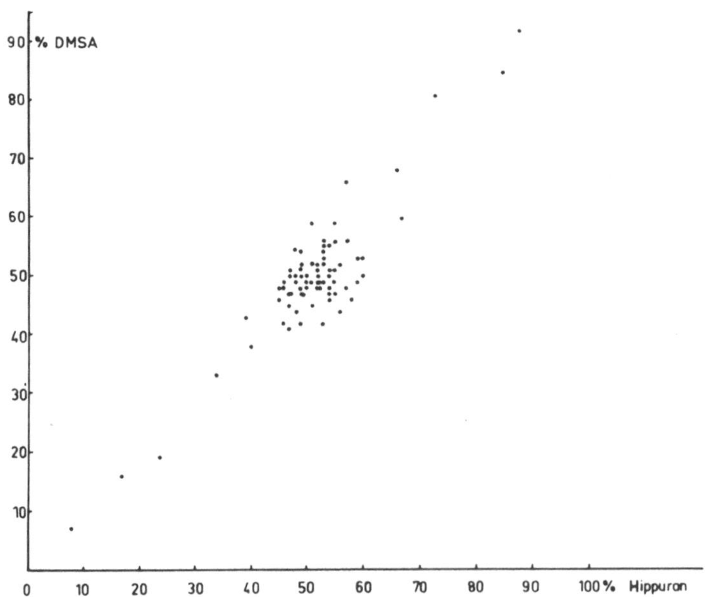

Abb. 5. Korrelation zwischen Seitenverteilung der ^{131}J-Hippuran-Clearance und der Fixation von ^{99m}Tc-DMSA.

Die Abb. 5 zeigt, daß bei den insgesamt 91 Vergleichsuntersuchungen, die bisher von uns durchgeführt wurden, sich eine gute Korrelation zwischen den nach den beiden Methoden ermittelten Seitenverteilungen ergab. Mißt man über die Fixation des DMSA die relative Seitenverteilung, so benötigt man zur vollständigen Funktionsbeurteilung noch einen Parameter für die Gesamtfunktion. Hier bietet sich als sehr einfaches Verfahren die Bestimmung des Glomerulumfiltrates durch eine Messung der ^{51}Cr-EDTA-Clearance im slope an [4]. Sie ergibt sich einfach aus der injizierten Aktivität des ^{51}Cr und der Volumenaktivität der nach 1, 2 und 3 h gewonnenen Plasmaproben. Außer einem einfachen Meßplatz zur Ermittlung der Aktivitäten ist kein weiterer apparativer Aufwand erforderlich.

Die Funktionsbeurteilung der Nieren über ^{51}Cr-EDTA-Clearance und DMSA-Speicherung hat gegenüber der seitengetrennten Bestimmung der ^{131}J-Hippuran-Clearance sicher den Nachteil, daß es sich nicht um ein geschlossenes Verfahren zur seitengetrennten Ermittlung einer Partialfunktion der Nieren handelt. Da jedoch an vielen Kliniken ein spezieller Meßplatz für die seitengetrennte Bestimmung der ^{131}J-Hippuran-Clearance nicht zur Verfügung steht, bietet sich dort die Möglichkeit, eine Funktionsbeurteilung nach meßtechnisch relativ sauberen Prinzipien durchzuführen. Erwähnen muß man noch den Vorteil, daß über die DMSA-Speicherung qualitativ gute Nierenszintigramme gewonnen werden, die eine zusätzliche morphologische Beurteilung erlauben.

Literatur

1. Heinze HG, Eisenberger F, Pfeifer KJ, Zimmer JM (1977) Wertigkeit der quantitativen Funktionsszintigraphie der Nieren in der Urologie. ROEFO 126:241
2. Mariss P, Thiede G (1977) Abschätzung der seitengetrennten Nierenfunktion mittels der ^{99m}Tc-DMSA-Aufnahme. ROEFO 126:442–446
3. May P, Moormann JG, Schindler E, Berberich R (1974) Seitengetrennte Untersuchungen der Nierenfunktion mit Hilfe der Isotopen-Clearance beim vesiko-renalen Reflux. In: Strohmenger P (ed) Der vesikouretero-renale Reflux. Thieme, Stuttgart, p 106–109
4. Molnar GI, Pal I, Stützel M, Jaky L (1971) Determination of glomerular filtration rate with ^{51}Cr, ^{58}Co, ^{114m}In, ^{115m}In and ^{169}Yb labelled with EDTA and DTPA-complexes. In: Dynamic studies with Radioisotopes in Medicine. International Atomic Energy Agency, Vienna 1979, p 359–368
5. Pasquier J, de Laforte C, Roux F, Paulin R (1975) Fixations rénales compareés du dimercapto succinate de technétium et du ^{197}Hg. 2ème colloque international sur la fixation rénale du mercure radioactif. Paris 24–25 october 1975 – p 53–56 In: Raynaud C (Hsg): La fixation rénale du mercure et des DMSA. Verlag des Service Hospitalier Frédéric Joliot, Department de Biologie, C.E.A., 91406 Orsay, France, p 215–224
6. Pixberg HU (1974) Nuklearmedizinische Nierendiagnostik. Med Welt 25:1457
7. Oberhausen E (1974) Nuklearmedizinische Messung der seitengetrennten Nierenclearance. Röntgenpraxis 27:11
8. Wilhelm H, Schmitt H-J, Berberich R (1978) Vergleichende Messungen der ^{131}J-Hippuranclearance am teilabgeschirmten Ganzkörperzähler und an der Anger-Kamera mit nachgeschaltetem Rechnersystem. Vortrag auf dem 11. Internationalen Kongreß der Gesellschaft für Nuklearmedizin in Madrid, 24.–27. Okt. 1978

Lokalisationsdiagnostische Untersuchungen bei Patientinnen mit nicht-obstruktiven, rezidivierenden Harnwegsinfekten – Ergebnisse und Perspektiven

M. W. Köllermann, H. Scherf und R. Busch

Einführung

Wir benutzen den Begriff Harnwegsinfekt synonym mit dem der „signifikanten Bakteriurie". So definiert, stellt der Harnwegsinfekt lediglich ein Krankheitszeichen dar. Er hat weder eine einheitliche Pathogenese noch Prognose und ist daher Ausdruck ganz verschiedener Erkrankungen. Um so bedeutsamer ist es bei Untersuchungen über Harnwegsinfekte, das Untersuchungsobjekt möglichst genau zu umschreiben. Angesichts der nosologischen Vielfalt kann man nämlich nicht erwarten, daß die gezeitigten Ergebnisse Allgemeingültigkeit haben.

Unter den Patienten mit dem Leitzeichen Harnwegsinfekt haben wir als Zielgruppe unserer Untersuchungen ein Kollektiv ausgesucht, dem zweifelsohne eine gewisse Individualität zukommt. Es wird durch folgende Merkmale gekennzeichnet:

1. Es handelt sich dabei zumeist um Kinder jenseits des Säuglingsalters oder jüngere Erwachsene weiblichen Geschlechts.

2. Die Harnwegsinfekte neigen hier, trotz lege artis durchgeführter Behandlung, immer wieder zu Rezidiven.

3. Es fehlen die Zeichen einer primär obstruktiven Uropathie, einer Steindiathese oder auffällige neurologische Störungen im Bereich des Harntraktes. Die Patientinnen sind nicht schwanger.

4. Das Urogramm weist nicht selten die Zeichen einer „chronischen Pyelonephritis" auf (fokale Kelchverplumpungen und Parenchymreduktionen bis hin zur Schrumpfniere).

5. Das Miktionszystourethrogramm ergibt, vor allem bei Kindern, häufig einen vesikoureteralen Reflux.

Dieses Krankheitsbild, hier als „nicht obstruktive, rezidivierende Harnwegsinfektion" bezeichnet, ist außerordentlich häufig. Es stellt sozusagen das tägliche Brot der allgemeinmedizinischen, pädiatrischen, internistischen und urologischen Praxis dar.

Nach allgemeiner Auffassung wird das Keimreservoir oder die Quelle dieser Infektionen durch die Darmflora dargestellt. Der Infektionsweg, so nimmt man an, ist rein kanalikulär aszendierend: Darm – periurethrale Schleimhäute – Harnröhre – Blase – Harnleiter – Nierenbecken – Nierenkelche – Nierenparenchym.

Da die Prognose quoad vitam der Erkrankung in erster Linie von der Mitleidenschaft der Nieren abhängt und letztere wiederum den Aufstieg der Keime von der Blase in die supravesikalen Harnwege voraussetzt, erschien es uns sinnvoll, diesen letzteren Aspekt einer systematischen Analyse zu unterziehen.

Methodik

Es ist seit langem bekannt, daß das klinische Bild nur ungenügende Auskunft darüber gibt, ob angesichts eines Harnwegsinfektes die Nieren beteiligt sind oder nicht. Wir alle kennen Patientinnen, die im Urogramm schwerste pyelonephritische Veränderungen aufweisen, ohne daß dies je symptomatischen Ausdruck gefunden hätte. Diese Tatsache hat die Suche nach Methoden zur Feststellung klinisch stummer Nierenmitleidenschaft motiviert. Das hat in den letzten Jahren zur Propagierung einer ganzen Reihe von Tests geführt, die alle mit dem Anspruch angetreten sind, eine Nierenbeteiligung feststellen zu können. Man kann sie in direkte und indirekte Methoden einteilen:

1. Direkte Methoden: Beiderseitiger Ureterenkatheterismus – Blasenauswaschtest

2. Indirekte Methoden: Harnosmolarität im Durstversuch – Antibody coating –, Keimspezifische Antikörpertiter im Serum.

Wir wenden alle diese Methoden seit Jahren systematisch an. Aufgrund der hierbei erworbenen Erfahrung sind wir der Auffassung, daß sie unsicher sind, wenn es darum geht auszusagen, ob die Nieren nun an der Infektion beteiligt sind, d.h. eine Pyelonephritis vorliegt oder nicht. Obwohl auch die direkten Lokalisationstests unter diesem Anspruch angetreten sind (das kommt schon in der Bewertung vesikale und renale Bakteriurie klar zum Ausdruck), machen sie davon keine Ausnahme. Sie sind aber allen anderen überlegen, wenn es darum geht, festzustellen, ob ein Keimaufstieg in die oberen Harnwege stattgefunden hat oder nicht [23–25]. Da es aber in der vorliegenden Arbeit im wesentlichen darum geht, festzustellen, wie häufig es zu einem Keimaufstieg kommt, und zu diskutieren, mit welchen Konsequenzen dies geschehen kann, haben wir uns hier ganz bewußt auf die Ergebnisse direkter lokalisationsdiagnostischer Untersuchungen beschränkt. Dem berechtigten Vorwurf, sowohl der Blasenauswaschtest als auch der beiderseitige Ureterenkatheterismus gebe immer nur Momentaufnahmen wieder, und kurz vor der Untersuchung könne die Situation ganz anders aussehen, versuchten wir durch mehrmals wiederholte Durchführung weitmöglichst zu entgehen.

Die Aussagekraft des Blasenauswaschtestes nach Fairley u. Mitarb. [7] ist bei Anwendung strikter Bewertungskriterien etwas geringer als die des beiderseitigen Ureterenkatheterismus nach Stamey u. Pfau [27].

Etwa 10% unserer Blasenauswaschtestergebnisse waren nicht verwertbar. Die verwertbaren Befunde des Blasenauswaschtests stimmen aber nach unserer Erfahrung mit denen des beiderseitigen Ureterenkatheterismus überein [10].

Obwohl der beiderseitige Ureterenkatheterismus eine exakte Seitenlokalisation erlaubt, was mit dem Blasenauswaschtest nicht möglich ist, wenden wir jetzt fast ausschließlich Letzteren an. Er ist weniger personalaufwendig und patientenbelastend und kann daher auch bei kleinen Kindern (über 4 Jahren) beliebig oft wiederholt werden.

Durchführung des Blasenauswaschtests

Er wurde durchgeführt, wenn eine signifikante Bakteriurie mit über 100000 Keimen/ml Katheterurin vorlag. Dabei wurde zunächst Katheterurin entnommen (Probe B). Nach vollständiger Entleerung der Blase erfolgte die Instillation eines Gemisches, bestehend aus 30 ml Cystomyacine [1] und 1 Ampulle Trypure-Novo (= Trypsin). Das Gemisch wurde 30–45 min später abgelasssen und die Blase mit 3 l keimfreiem Wasser in Portionen von jeweils 50–100 ml ausgespült. Aus der letzten Portion des ablaufenden Spülwassers wurde eine reichliche Probe (Probe W) entnommen. Nach vollständiger Entleerung der Blase wurde sodann der in den nächsten 30 min aus den Harnleitern abtropfende Harn in Portionen von je 10 min Dauer aufgefangen (Proben B1, B2, B3). Alle Proben wurden innerhalb von 2 h bakteriologisch verarbeitet. Die diesbezüglichen Details haben wir andernorts beschrieben [17]. Bis zu seiner Verarbeitung wurde das Material im Eisschrank bei 4 °C aufbewahrt.

Bewertung des Blasenauswaschtests

Die Bewertung des Blasenauswaschtests erfolgte entsprechend den nachfolgenden Kriterien:
1. vesikale Bakteriurie,
2. supravesikale Bakteriurie,
3. fragliches bzw. nicht verwertbares Ergebnis.

Eine vesikale Bakteriurie wurde angenommen, wenn das Waschwasser (Probe W) und die nachfolgenden Harnproben (B1, B2, B3) steril waren bzw. nicht mehr als 100 Keime/ml enthielten.

Von supravesikaler Bakteriurie sprachen wir, wenn das Waschwasser (Probe W) steril war und wenigstens eine der nachfolgenden Harnproben (B1, B2 oder B3) mindestens 1000 Keime/ml enthielt. Bei nicht sterilem Waschwasser mußte zumindest eine der nachfolgenden Harnproben die 5fache Keimmenge und wenigstens 1000 Bakterien/ml erreichen.

Ein nicht verwertbares oder fragliches Ergebnis lag vor, wenn die angeführten Bedingungen nicht erfüllt waren.

Patienten

Es wurden insgesamt 115 weibliche Patienten mit nicht obstruktiven, rezidivierenden Harnwegsinfektionen untersucht. Davon hatten 57 keinen Reflux, 31 hatten einen ein- oder beiderseitigen einfachen Reflux und 27 waren wegen letzterem erfolgreich operiert worden. Insgesamt haben wir bei diesem Krankengut 437 auswertbare Blasenauswaschtests durchgeführt. Davon entfallen 212 auf die Gruppe ohne Reflux, 116 auf die Gruppe mit Reflux und 109 auf die erfolgreich wegen Reflux Operierten. Das Alter der Kranken geht aus den Ergebnistabellen hervor. Vor Eintritt in die Studie wurde bei allen ein Miktionszystourethrogramm und ein Ausscheidungsurogramm angefertigt. Die Patientinnen wurden in etwa monatlichen Abständen nachkontrolliert. Dabei wurde jedesmal Katheterurin entnommen. Wenn die Kultur desselben über 100 000 Keime/ml ergab, erfolgte wenige Tage später der Blasenauswaschtest. Bei Patientinnen mit hochakuten Beschwerden (Miktionsbeschwerden und/oder Fieber und Flankenschmerzen) warteten wir das Ergebnis der Harnkultur nicht ab, son-

[1] enthält 0,45 g Neomycinsulfat entspr. 0,30g Base und 2,70 g N-Sulfarilylcarbaurid Natrium

dern fertigten ein Harnpräparat an und färbten es nach Gram. Waren darin Bakterien zu sehen, erfolgte die lokalisationsdiagnostische Untersuchung sofort. Im Anschluß an den Blasenauswaschtest wurde der vorliegende Harnwegsinfekt, wenn möglich, mit einem ausgetesteten Medikament, behandelt. Lag das Ergebnis der Testung nicht vor, so gaben wir zunächst vorzugsweise ein Nitrofurantoinpräparat. Die Behandlung dauerte immer 10 Tage. Bakteriologische Kontrollen erfolgten unter der Therapie und nach Beendigung derselben.

Ergebnisse

Die Ergebnisse des Blasenauswaschtests bei Patientinnen ohne Reflux sind in Tabelle 1 in chronologischer Reihenfolge dargestellt. Sie zeigt, daß von den 57 Patientinnen 42 (73,5%) immer nur vesikale Bakteriurien hatten. Bei 15 Patientinnen (26,5%), kam es jedoch auch zu supravesikalen Beteiligungen. Von den 212 in dieser Gruppe durchgeführten Blasenauswaschtests ergaben 179 (85%) eine reine Blasenbakteriurie und 33 (15%) eine supravesikale Bakteriurie. Auffallend ist weiterhin, daß von den 23 Patientinnen mit mindestens 4 aufeinanderfolgenden Infektrezidiven, die lokalisiert wurden, 17 (74%) immer nur Blasenbakteriurien hatten.

Tabelle 1. Ergebnisse des Blasenauswaschtests bei Patientinnen mit rezidivierenden, nicht obstruktiven Harnwegsinfekten ohne röntgenologisch nachweisbaren vesikoureterorenalen Reflux in chronologischer Reihenfolge. *V* vesikal, *S* supravesikal, ? nicht verwertbares Ergebnis

Fall	Patient	Alter (J.)	Test Nr. 1	2	3	4	5	6	7	8	9	10	11
1	E.S.	7	V	–	–	–	–	–	–	–	–	–	–
2	F.M.	8	V	–	–	–	–	–	–	–	–	–	–
3	F.S.	5	V	–	–	–	–	–	–	–	–	–	–
4	H.C.	5	V	–	–	–	–	–	–	–	–	–	–
5	H.U.	57	V	–	–	–	–	–	–	–	–	–	–
6	H.N.	10	V	–	–	–	–	–	–	–	–	–	–
7	H.B.	31	S	–	–	–	–	–	–	–	–	–	–
8	K.J.	29	V	–	–	–	–	–	–	–	–	–	–
9	K.E.	35	S	–	–	–	–	–	–	–	–	–	–
10	K.M.	33	V	–	–	–	–	–	–	–	–	–	–
11	L.G.	6	V	–	–	–	–	–	–	–	–	–	–
12	L.E.	35	S	–	–	–	–	–	–	–	–	–	–
13	R.M.	9	V	–	–	–	–	–	–	–	–	–	–
14	R.B.	12	V	–	–	–	–	–	–	–	–	–	–
15	S.U.	18	S	–	–	–	–	–	–	–	–	–	–
16	W.M.	19	V	–	–	–	–	–	–	–	–	–	–
17	K.R.	27	V	–	–	–	–	–	–	–	–	–	–
18	F.S.	28	S	S	–	–	–	–	–	–	–	–	–
19	J.M.	16	V	V	–	–	–	–	–	–	–	–	–
20	J.S.	12	V	V	–	–	–	–	–	–	–	–	–
21	K.A.	14	V	V	–	–	–	–	–	–	–	–	–
22	K.B.	8	V	V	–	–	–	–	–	–	–	–	–
23	M.U.	21	V	S	–	–	–	–	–	–	–	–	–
24	P.B.	37	V	V	–	–	–	–	–	–	–	–	–
25	S.I.	5	V	V	–	–	–	–	–	–	–	–	–

Tabelle 1. Fortsetzung

Fall	Patient	Alter (J.)	Test Nr. 1	2	3	4	5	6	7	8	9	10	11
26	S.A.	5	V	V	–	–	–	–	–	–	–	–	–
27	W.D.	22	V	V	–	–	–	–	–	–	–	–	–
28	Z.B.	12	V	V	–	–	–	–	–	–	–	–	–
29	E.K.	11	V	S	V	–	–	–	–	–	–	–	–
30	G.E.	37	S	S	S	–	–	–	–	–	–	–	–
31	K.G.	32	V	V	V	–	–	–	–	–	–	–	–
32	B.S.	22	V	V	V	–	–	–	–	–	–	–	–
33	R.V.	9	V	V	V	–	–	–	–	–	–	–	–
34	E.B.	13	V	V	V	V	–	–	–	–	–	–	–
35	E.K.	7	S	S	V	V	–	–	–	–	–	–	–
36	M.C.	6	V	V	V	V	–	–	–	–	–	–	–
37	D.H.	9	V	V	V	V	–	–	–	–	–	–	–
38	S.A.	7	V	V	V	V	–	–	–	–	–	–	–
39	W.S.	9	V	V	V	V	–	–	–	–	–	–	–
40	M.B.	10	V	V	V	V	V	–	–	–	–	–	–
41	S.S.	10	V	V	V	V	V	–	–	–	–	–	–
42	B.B.	11	V	V	V	V	V	–	–	–	–	–	–
43	M.A.	10	V	S	V	V	V	–	–	–	–	–	–
44	S.D.	5	V	V	V	V	V	V	–	–	–	–	–
45	P.M.	36	V	S	V	S	S	V	–	–	–	–	–
46	R.S.	6	V	V	V	V	V	V	–	–	–	–	–
47	K.H.	15	V	V	V	S	S	S	S	–	–	–	–
48	M.H.	50	S	S	S	S	S	S	S	–	–	–	–
49	F.S.	8	V	V	V	V	V	V	V	V	–	–	–
50	B.K.	5	V	S	S	V	V	?	?	V	–	–	–
51	S.G.	27	V	V	V	V	V	V	V	V	–	–	–
52	K.H.	35	V	V	V	V	V	V	V	V	V	–	–
53	M.G.	12	V	?	V	V	V	?	S	S	S	–	–
54	S.U.	14	V	V	V	V	V	V	V	V	V	–	–
55	T.V.	9	V	V	V	V	V	V	V	V	V	V	–
56	S.D.	8	V	V	V	V	V	V	V	V	V	V	–
57	M.M.	8	V	V	V	V	V	V	V	V	V	V	V

Die Ergebnisse des Blasenauswaschtests bei Patientinnen mit röntgenologisch nachgewiesenem Reflux wurden in der Tabelle 2 in chronologischer Reihenfolge auf-

Tabelle 2. Ergebnisse des Blasenauswaschtests bei Patientinnen mit rezidivierenden, nicht obstruktiven Harnwegsinfekten ohne röntgenologisch nachweisbaren vesikoureterorenalen Reflux in chronologischer Reihenfolge. *V* vesikal, *S* supravesikal

Fall	Patient	Alter (J.)	Test Nr. 1	2	3	4	5	6	7	8	9	10	11	12	13	14	15	16	17
1	A.A.	6	S	–	–	–	–	–	–	–	–	–	–	–	–	–	–	–	–
2	D.J.	7	V	–	–	–	–	–	–	–	–	–	–	–	–	–	–	–	–
3	F.I.	22	S	–	–	–	–	–	–	–	–	–	–	–	–	–	–	–	–
4	F.V.	9	V	–	–	–	–	–	–	–	–	–	–	–	–	–	–	–	–
5	L.M.	10	V	–	–	–	–	–	–	–	–	–	–	–	–	–	–	–	–
6	M.M.	19	S	–	–	–	–	–	–	–	–	–	–	–	–	–	–	–	–
7	R.B.	8	V	–	–	–	–	–	–	–	–	–	–	–	–	–	–	–	–

Tabelle 2. Fortsetzung

Fall	Patient	Alter (J.)	Test Nr. 1	2	3	4	5	6	7	8	9	10	11	12	13	14	15	16	17
8	S.A.	8	V	–	–	–	–	–	–	–	–	–	–	–	–	–	–	–	–
9	Z.M.	7	V	–	–	–	–	–	–	–	–	–	–	–	–	–	–	–	–
10	B.A.	5	S	S	–	–	–	–	–	–	–	–	–	–	–	–	–	–	–
11	M.M.	7	V	V	–	–	–	–	–	–	–	–	–	–	–	–	–	–	–
12	P.T.	5	V	V	–	–	–	–	–	–	–	–	–	–	–	–	–	–	–
13	P.I.	5	V	V	–	–	–	–	–	–	–	–	–	–	–	–	–	–	–
14	S.I.	5	S	V	–	–	–	–	–	–	–	–	–	–	–	–	–	–	–
15	S.B.	5	V	V	–	–	–	–	–	–	–	–	–	–	–	–	–	–	–
16	S.H.	5	V	V	–	–	–	–	–	–	–	–	–	–	–	–	–	–	–
17	Z.R.	28	S	S	–	–	–	–	–	–	–	–	–	–	–	–	–	–	–
18	B.U.	8	V	V	V	–	–	–	–	–	–	–	–	–	–	–	–	–	–
19	J.A.	6	V	V	V	–	–	–	–	–	–	–	–	–	–	–	–	–	–
20	L.L.	40	S	S	S	–	–	–	–	–	–	–	–	–	–	–	–	–	–
21	S.K.	12	V	V	V	–	–	–	–	–	–	–	–	–	–	–	–	–	–
22	W.B.	5	V	V	V	–	–	–	–	–	–	–	–	–	–	–	–	–	–
23	W.J.	22	S	V	S	–	–	–	–	–	–	–	–	–	–	–	–	–	–
24	K.T.	5	S	V	V	V	–	–	–	–	–	–	–	–	–	–	–	–	–
25	M.A.	33	S	S	S	V	V	–	–	–	–	–	–	–	–	–	–	–	–
26	E.S.	10	V	V	V	V	V	S	S	–	–	–	–	–	–	–	–	–	–
27	S.G.	7	V	V	V	V	V	V	V	–	–	–	–	–	–	–	–	–	–
28.	S.E.	25	S	V	V	S	V	V	V	V	–	–	–	–	–	–	–	–	–
29	F.M.	4	V	V	V	V	S	V	V	V	V	V	V	S	–	–	–	–	–
30	P.C.	10	V	V	V	V	V	V	V	V	S	S	V	S	S	–	–	–	–
31	M.S.	8	S	V	V	V	V	S	V	V	V	V	V	V	V	V	V	V	V

gelistet. Hier zeigt sich, daß von den 31 Kranken dieser Gruppe 16 (51,5 %) immer nur vesikale Bakteriurien hatten. Bei 15 Patientinnen (48,5 %) ergab der Blasenauswaschtest hingegen ein- oder mehrmals eine supravesikale Bakteriurie. Von den bei dieser Patientengruppe insgesamt 116 durchgeführten Blasenauswaschtests ergaben 88 (76 %) eine Blasenbakteriurie und 28 (24 %) eine supravesikale Bakteriurie.

Die Ergebnisse des Blasenauswaschtests bei Patientinnen mit rezidivierenden Harnwegsinfektionen nach erfolgreicher Antirefluxplastik haben wir in der Tabelle 3

Tabelle 3. Ergebnisse des Blasenauswaschtests bei Patientinnen mit rezidivierenden Harnwegsinfekten nach erfolgreicher Antirefluxplastik. *V* vesikal, *S* supravesikal

Fall	Patient	Alter (J.)	Test Nr. 1	2	3	4	5	6	7	8	9	10	11
1	E.M.	21	S	–	–	–	–	–	–	–	–	–	–
2	L.K.	28	V	–	–	–	–	–	–	–	–	–	–
3	M.H.	12	V	–	–	–	–	–	–	–	–	–	–
4	M.G.	12	V	–	–	–	–	–	–	–	–	–	–
5	S.A.	8	V	–	–	–	–	–	–	–	–	–	–
6	A.A.	5	V	V	–	–	–	–	–	–	–	–	–
7	B.I.	6	V	V	–	–	–	–	–	–	–	–	–
8	L.B.	11	V	V	–	–	–	–	–	–	–	–	–
9	U.J.	22	S	V	–	–	–	–	–	–	–	–	–
10	Z.R.	28	S	S	–	–	–	–	–	–	–	–	–

Tabelle 3. Fortsetzung

Fall	Patient	Alter (J.)	Test Nr. 1	2	3	4	5	6	7	8	9	10	11
11	K.S.	9	V	V	V	–	–	–	–	–	–	–	–
12	L.M.	10	V	V	V	–	–	–	–	–	–	–	–
13	L.R.	11	V	V	V	–	–	–	–	–	–	–	–
14	R.I.	10	V	V	V	–	–	–	–	–	–	–	–
15	B.D.	19	V	V	S	S	–	–	–	–	–	–	–
16	P.M.	9	V	V	V	V	–	–	–	–	–	–	–
17	S.I.	6	V	V	V	V	–	–	–	–	–	–	–
18	W.J.	22	V	V	V	V	–	–	–	–	–	–	–
19	A.M.	44	S	S	S	S	V	–	–	–	–	–	–
20	D.J.	6	V	V	V	V	V	–	–	–	–	–	–
21	R.H.	36	V	S	V	S	V	–	–	–	–	–	–
22	B.A.	5	V	V	V	V	V	V	–	–	–	–	–
23	L.B.	28	V	S	S	S	V	S	V	–	–	–	–
24	R.B.	8	V	V	V	S	V	V	V	V	V	–	–
25	W.A.	5	V	V	V	V	S	V	V	V	V	–	–
26	W.S.	28	V	V	V	V	V	V	V	V	V	–	–
27	Z.M.	7	V	S	V	V	V	V	V	V	V	V	S

aufgeführt. Sie zeigt, daß von den 27 Patientinnen dieser Gruppe 17 (63 %) immer nur vesikale Bakteriurien hatten, während es bei 10 (37 %) ein- oder mehrmals zu einer supravesikalen Beteiligung kam. Von den Auswaschtests ergaben hier 89 (81,5 %) eine Blasenbakteriurie und 20 (18,5 %) supravesikale Blasenbakteriurien.

Diskussion

Die Tatsache, daß bei dem hier zur Debatte stehenden Patientengut die meisten Bakteriurien lediglich auf die Blase beschränkt waren, stellt u. E. ein weiteres Argument für den aszendierend-kanalikulären Weg dieser Infektionen dar. Wenn die Bakteriurien hier auf hämatogenem oder lymphogenem Wege zustande kämen, müßten die supravesikalen Harnwege wesentlich häufiger beteiligt sein, als sie es tatsächlich sind.

Die Frage, ob ein im Miktionszystourethrogramm funktionstüchtiger vesikoureteraler Verschluß angesichts einer Bakteriurie den Keimaufstieg von der Blase in die oberen Harnwege zuläßt oder nicht, ist bisher unseres Wissens nicht systematisch untersucht worden. Die Antwort auf diese Frage könnte jedoch von entscheidender Bedeutung für die Prognose von Harnwegsinfektionen sein. Kommt es zur Aszension, droht die Pyelonephritis oder sie ist zumindest möglich, anderenfalls ist nicht damit zu rechnen.

Kass [14] vermutete, daß es beim Durchtritt des Harnbolus durch die Ureterostien in die Blase leicht zu einem Keimaufstieg der im Harn suspendierten Bakterien kommen könne. Eine gewisse Bedeutung wurde dabei auch der aktiven Beweglichkeit der Keime zugemessen (z. B. bei E. coli durch die Zilien) [28].

Shapiro [26] kam aufgrund mathematischer Überlegungen zu dem Schluß, daß es anläßlich einer jeden Harnentleerung aus den Ureteren in die Blase zum Reflux geringer Flüssigkeitsmengen kommen müsse.

Kory u. Waife [21] nehmen zu dem hier angeschnittenen Problem wie folgt Stellung: „... In den letzten Jahren wurde dem vesikoureteralen Reflux große Aufmerksamkeit gewidmet. Wenn mit den heute zur Verfügung stehenden röntgenologischen Mitteln ein Reflux nachgewiesen werden kann, stellt er zweifelsohne ein krankhaftes Phänomen dar. Es muß aber darauf hingewiesen werden, daß immer eine direkte Flüssigkeitsverbindung zwischen der Blase und dem Nierenbecken besteht. Sowohl hydraulische als auch klinische Untersuchungen sprechen dafür, daß auch unter normalen Bedingungen Partikel gegen den Harnstrom im Ureter aufsteigen können. In diesem Sinne scheint der vesikoureterale Reflux also ein normales Phänomen zu sein." Cattell [3], ein profunder Kenner der Materie schreibt: „... Wenn es zu einer Blaseninfektion gekommen ist, scheinen die Bakterien rasch in den gesamten Harntrakt gelangen zu können. Der Reflux scheint hierzu nicht notwendig zu sein, wenngleich er die Infektion der oberen Harnwege zweifelsohne begünstigt."

Die Lehrmeinung scheint also zunächst einmal davon auszugehen, daß der normale vesikoureterale Verschlußmechanismus für Keime in kranialer Richtung jederzeit durchgängig ist.

Die Ergebnisse einiger lokalisationsdiagnostischer Untersuchungen könnten auf den ersten Blick mit dieser Grundauffassung übereinstimmen. So fand beispielsweise Fairley 1971 [6] bei 447 Patienten mit rezidivierenden Harnwegsinfekten 257mal (57,4%) eine supravesikale Beteiligung. Der Autor definiert jedoch sein Krankengut nicht näher. Wie eingangs schon erwähnt, muß das aber angesichts der nosologischen Vielfalt des Begriffes Harnwegsinfekt auf jeden Fall gefordert werden.

Schon die tierexperimentellen Untersuchungen von Corrière u. Mitarb. [4] ließen Zweifel an der Richtigkeit der oben erwähnten Lehrmeinung aufkommen. Die Autoren instillierten unter hohem Druck radioaktiv markierte Bakterien und Sulfocolloidpartikel von Bakteriengröße in die Harnblase von Hunden (normalerweise haben erwachsene Hunde keinen Reflux). Über einen Zeitraum von vielen Stunden konnten sie jedoch keine Radioaktivität in den supravesikalen Harnwegen oder gar den Nieren der Versuchstiere feststellen.

Unsere Untersuchungen mit dem Blasenauswaschtest zeigen nun sehr deutlich, daß die meisten Bakteriurien (nämlich 85%) bei Patientinnen mit nicht obstruktiven, rezidivierenden Harnwegsinfektionen ohne röntgenologisch nachweisbaren vesikoureterorenalen Reflux lediglich auf die Blase beschränkt sind. Bei der Mehrzahl unserer Kranken war das über viele Infektrezidive hinweg der Fall (siehe Tabelle 1). Nur bei einer Minderheit kam es gelegentlich oder auch häufiger zu einer supravesikalen Beteiligung. Wir ziehen aus diesen Ergebnissen, zunächst im Sinne einer Arbeitshypothese, den folgenden Schluß: Der normale vesikoureterale Verschlußmechanismus scheint keinen Keimaufstieg zuzulassen. Unter den Patientinnen ohne röntgenologisch nachweisbaren Reflux befinden sich aber augenscheinlich einige mit nur marginal kompetenten Ostien. Bei diesen kann es mehr oder weniger häufig zu Keimaszensionen kommen. Wir haben das als okkulten Reflux bezeichnet [18–20].

Das Konzept des marginal kompetenten Ureterostium ist nicht neu. Der Begriff wurde von Hutch u. Amar 1968 [13] geprägt. Die Autoren gingen dabei von der allgemein bekannten Erfahrung aus, daß vor allem der geringgradige, röntgenologisch nachgewiesene Reflux ein äußerst erratisches Phänomen darstellt. Bei ein und demselben Patienten kann er unter Umständen an einem Tage leicht und am nächsten überhaupt nicht dargestellt werden. Manchmal sieht man ihn anläßlich eines Infektrezidives, jedoch nicht im infektfreien Intervall.

Über die Ursachen des okkulten Refluxes können zur Zeit nur Vermutungen angestellt werden: Ist er abhängig vom Schweregrad der Blasenentzündung? Wird dieser durch wirts- oder keimspezifische Faktoren bedingt? Ist der okkulte Reflux abhängig von einer anlagebedingten Minderwertigkeit des vesikoureteralen Verschlußmechanismus? Spielt die Kombination einiger oder all dieser Faktoren eine Rolle?

Den Nutzeffekt der oben aufgestellten Arbeitshypothese sehen wir zunächst einmal in der Vermittlung zwischen 2 diametral entgegengesetzten Auffassungen über die Prognose von Harnwegsinfektionen. Beispielhaft kommen sie in den beiden folgenden Aussagen zum Ausdruck:

1 „... Es ist heute nicht mehr gerechtfertigt, jede Harnwegsinfektion um jeden Preis chemotherapeutisch anzugehen. Es ist von Fall zu Fall abzuwägen, ob dem Patienten damit nicht unter Umständen mehr geschadet als genützt werden kann [22]."

2 „... Es gilt heute als sicher, daß jeder akute Schub – auch wenn er klinisch ohne Symptome einhergeht – Narben im Nierenparenchym hinterläßt [15]."

Einerseits wird also die Bakteriurie für relativ harmlos gehalten und andererseits mit der Pyelonephritis gleichgesetzt.

Unsere Untersuchungen bei Patientinnen mit rezidivierenden, nicht obstruktiven Harnwegsinfektionen ohne röntgenologisch manifesten Reflux zeigen nun, daß es bei den meisten Kranken (sowohl Kindern als auch Erwachsenen) wahrscheinlich nie zu einem Keimaufstieg kommt. Bei diesen stellt sich daher, aller Wahrscheinlichkeit nach, auch nie ein pyelonephritischer Nierenschaden ein. Bei einer Minderheit steigen die Keime aber auch in die oberen Harnwege auf. Hier ist zumindest die theoretische Möglichkeit der Pyelonephritisentstehung jederzeit gegeben. Aus dem Gesagten geht klar hervor, daß es für die Zukunft gilt, zunächst einmal die pathogenetische Bedeutung des okkulten Refluxes festzustellen.

Daß es im Gefolge einer supravesikalen Bakteriurie bei Patientinnen ohne röntgenologisch nachweisbaren Reflux zum klinischen Bild der akuten Pyelonephritis mit hohem Fieber und Flankenschmerzen kommen kann, ist erwiesen. Unter den 15 Patientinnen mit supravesikaler Bakteriurie der Tabelle 1 befinden sich 6 (40%), bei denen dies jeweils einmal der Fall war. Bezogen auf die Gesamtzahl der in dieser Gruppe festgestellten supravesikalen Bakteriurien [33] macht das allerdings nur rund 18% aus. Unser Zahlenmaterial ist aber ganz offensichtlich noch zu klein, um hieraus prognostisch valide Schlüsse zu ziehen.

Das Gros der supravesikalen Bakteriurien dieser Patientinnengruppe ging lediglich mit zystitischer Symptomatik oder sogar völliger Beschwerdefreiheit einher. Welcher pathogenetische Stellenwert diesen, wir nennen sie klinisch stummen, supravesikalen Infektionen zukommt, ist bisher völlig ungeklärt. Rein theoretisch sind die folgenden Eventualitäten denkbar:

1. Es handelt sich um reine Hohlrauminfektionen im Sinne der Pyelitis ohne Beteiligung des Nierenparenchymes.
2. Es handelt sich um eine asymptomatische Pyelonephritis, deren Fortschwelen oder immer wieder erneutes Aufflackern mit der Zeit zum Nierenschwund führt.
3. Die immer wieder erfolgenden, blanden Infektionen des renalen Hohlsystemes schaden zwar zunächst den Nieren nicht, führen aber mit der Zeit zur (Infekt) Steinbildung mit all ihren Konsequenzen.

Die Ergebnisse unserer lokalisationsdiagnostischen Untersuchungen bei Patientinnen mit vesikoureteralem Reflux ergeben konkrete Hinweise, daß die beiden erstgenannten Eventualitäten tatsächlich möglich sind. [24].

Angesichts der Assoziation von Reflux und Harnwegsinfekt muß man doch zunächst einmal davon ausgehen, daß die Keime auch in die betroffenen oberen Harnwege gelangen. Aus Tabelle 2 geht jedoch hervor, daß von den 116 Blasenauswaschtests, die wir bei 31 derartigen Fällen durchführten, 76% eine reine „Blasenbakteriurie" und nur 24% eine supravesikale Bakteriurie" erbrachten. Das Ergebnis „Blasenbakteriurie" können wir uns in dieser Situation nur so erklären: Zusammen mit der Blase wurde hier beim Auswaschen auch das supravesikale Hohlsystem keimfrei gespült und der dann aus den Nieren nachlaufende Harn war steril.

Das Ergebnis „supravesikale Bakteriurie" bei Reflux bedeutet dahingegen entweder, daß das supravesikale Hohlsystem nicht keimfrei gespült werden konnte (z.B. weil der Reflux nicht sehr ausgeprägt war) oder, daß der aus den Nieren nachlaufende Harn tatsächlich Keime enthielt.

Es liegt daher nahe, im ersteren, häufigeren Falle eine reine Hohlrauminfektion im Sinne einer Pyelitis und im zweiten, selteneren Falle, eine wirklich renale Bakteriurie als Ausdruck einer Nierenparenchyminfektion anzunehmen.

Diese dualistische Deutung steht im Einklang mit der klinischen Beobachtung, daß Patientinnen mit Reflux und rezidivierenden Harnwegsinfekten einerseits häufig pyelonephritische Veränderungen im Urogramm aufweisen, andererseits aber auch über Jahre hinweg völlig virginale Nieren behalten könnenh Sie ist nicht in Einklang zu bringen mit der weit verbreiteten Lehrmeinung, nach der es die reine Hohlrauminfektion, also Pyelitis, nicht gäbe. Dieser Begriff wird ja sowohl von Klinikern als auch Pathologen fast einhellig abgelehnt. Möglicherweise beruht das aber auf zwei völlig sachfremden Umständen. Der Kliniker war nämlich bisher ohne die jetzt verfügbaren lokalisationsdiagnostischen Möglichkeiten nicht in der Lage, die klinisch stummen supravesikalen Bakteriurien zu diagnostizieren. Der Pathologe andererseits wird nur auf das Hohlsystem beschränkte Veränderungen im Sinne der Pyelitis kaum zu Gesicht bekommen, denn derartige Nieren werden nicht exstirpiert, und auf dem Sektionstisch werden sie wohl kaum beachtet. Im Tierexperiment ist die Pyelitis zweifelsohne eine Realität. Andersen u. Jackson [1] sowie Arana u. Mitarb. [2] konnten bei Ratten durch transurethrale Injektion von E. coli und vor allem Klebsiellenkulturen ganz isolierte Entzündungen im Bereich der Kelchschleimyyhäute, vielfach ohne Übergriff auf das Nierenparenchym hervorrufen. Dasselbe gelang auch Heptinstall u. Ramsden [9].

So prinzipiell bedeutsam die bei Patientinnen mit Reflux gewonnenen Ergebnisse auch sein mögen, sie lassen sich nicht ohne weiteres auf ein Kollektiv ohne Reflux transponieren. Man muß nämlich davon ausgehen, daß dem Reflux neben seiner Funktion als Keimvehikel eine, von dieser unabhängige, pyelonephritiskonditionierende Wirkung zukommt (durch Stauung und Wasserhammereffekt). Diese scheint direkt proportional seinem Schweregrad zu sein [16].

Die klinisch stumme supravesikale Bakteriurie dürfte daher bei Patientinnen ohne Reflux wesentlich seltener Ausdruck einer Parenchyminfektion sein, als dies bei Patientinnen mit eindeutigem Reflux der Fall ist.

Was nun die 3. Eventualität betrifft (Steinbildung durch Keimaszension bei okkultem Reflux): Bisher liegen keine eindeutigen Beweise dafür vor. Seit Jahren fahnden wir bei Patienten mit Infektsteinen nach Reflux, fanden ihn aber nur sehr selten. Wir halten es daher durchaus für möglich, daß dem okkulten Reflux, vor allem wenn im Gefolge therapiebedingter Keimselektion immer wieder unbemerkt Steinbildner aufsteigen, eine pathogenetische Bedeutung bei der Infektsteinentstehung zukommt. Zunächst verblüfft natürlich das häufige Fehlen eines röntgenologisch manifesten Refluxes bei Infektsteinträgern. Man muß hier ja doch davon ausgehen, daß es angesichts jeder Bakteriurie zum Keimaufstieg kommt. Vielleicht läßt sich das scheinbare Paradoxon aber so erklären: Bei Reflux und Harnwegsinfekt führt die Keimaszension relativ rasch zum schweren Nierenschaden. Dieser geht mit einer Verminderung der im Harn gelösten Solute einher (Isosthenurie). Damit fehlt die Voraussetzung zur Steinbildung. Bei der Keimaszension infolge okkultem Reflux wird die Niere zunächst nicht oder nur geringgradig geschädigt. Infolge ihrer erhaltenen Konzentrationsfähigkeit befinden sich im Harn reichlich ausfällbare Salze. Damit ist die Voraussetzung zur Steinbildung gegeben.

Angesichts der Tatsache, daß Patientinnen mit Reflux und rezidivierenden Harnwegsinfekten häufig pyelonephritische Veränderungen im Urogramm aufweisen, ist in den letzten 20–25 Jahren in zunehmendem Maße versucht worden, durch operative Beseitigung der Ostiuminsuffizienz den aszendierenden Infektionsweg zu versperren.

Diese Bemühungen sind, zumindest was den röntgenologisch nachweisbaren Reflux betrifft, auch durchaus erfolgreich gewesen. Die wahrscheinlich aber ebenso wichtige Frage, ob dadurch auch der Keimaszension Einhalt geboten wird, wurde bisher jedoch erstaunlicherweise nicht beachtet. Tabelle 3 zeigt nun, daß es bei 37% unserer Patientinnen, trotz erfolgreicher Antirefluxplastik auch postoperativ noch zu supravesikalen Bakteriurien kam. Da von den 27 dort aufgelisteten Fällen 18 (67%) mehr oder weniger stark ausgeprägte pyelonephritische Veränderungen im Urogramm aufwiesen, lag natürlich der Gedanke nahe, diese in erster Linie auf das Aufflackern alter pyelonephritischer Keimnester zurückzuführen. Die detaillierte Keimidentifizierung (inklusive Typisierung des O-Antigens bei E. coli, die freundlicherweise von Herrn Priv. Doz. Dr. W. Sietzen in Frankfurt durchgeführt wurde) zeigte dann aber, daß dies nur bei einer einzigen Patientin (Fall No. 19 der Tabelle 3) der Fall war. Sie ist nach Entfernung ihrer pyelonephritischen Schrumpfniere seit 3 Jahren rezidivfrei. Bei allen anderen kam es zu Keimwechseln, so daß wir auch die supravesikalen Bakteriurien dieser Patientinnengruppe vorwiegend als erneute Aszensionen auffassen. Darüber hinaus haben wir an anderer Stelle dargelegt, daß die erfolgreiche Antirefluxplastik keineswegs die Infektanfälligkeit des Harntraktes beseitigt [11, 12, 16]. Aus all diesen Daten schließen wir nun keineswegs, daß die Antirefluxplastik ein überflüssiger Eingriff sei. Bei Reflux sind die betroffenen oberen Harnwege jedesmal der Infektion ausgesetzt. Nach der Operation ist das wesentlich seltener der Fall. Außerdem hat der Reflux, wie oben schon erwähnt, 2 pathogenetische Funktionen. Er wirkt als Keimvehikel und pyelonephritiskonditionierend. Letzteres wird durch die erfolgreiche Antirefluxplastik auf jeden Fall beseitigt. Damit in Einklang steht auch die Erfahrung, daß es nach erfolgreicher Antirefluxplastik wesentlich seltener zu dem klinischen Bild der akuten Pyelonephritis mit hohem Fieber und Flankenschmerzen kommt [8]. Für sich allein scheint uns dieses letztgenannte Argument allerdings nicht sehr beweiskräftig, da wir den Eindruck haben, daß die schweren Krankheitsbilder auch bei persistierendem Reflux und immer wieder erfolgenden Infektrezidiven mit der Zeit aufhören oder zumindest wesentlich seltener werden. Ob diese symptomatische Larvierung jedoch auch prognostisch eine Wende zum Besseren darstellt, ist zumindest fraglich.

Wir sind im Verlauf dieser Arbeit etwas detaillierter auf die Häufigkeit und pathogenetische Bedeutung des okkulten Refluxes eingegangen. Dabei wurden therapeutische Gesichtspunkte bisher außer acht gelassen. Fraglos kann mit einer konsequent durchgeführten Chemoprophylaxe die Häufigkeit der Infektrezidive und damit natürlich auch die Häufigkeit von Keimaufstiegen in die oberen Harnwege stark herabgesetzt werden. Dies setzt jedoch engmaschige Kontrollen und ein hohes Maß an Mitarbeit von seiten der Patienten bzw. deren Eltern voraus. Dies um so mehr als die Infektdiathese nicht selten über Jahre, ja sogar Jahrzehnte hinweg persistiert. In den letzten 4 Jahren haben wir in unserer poliklinischen Sprechstunde für rezidivierende Harninfekte 338 Patienten untersucht. Obwohl wir sie eingehend über die Notwendigkeit regelmäßiger Kontrollen informierten, hatten wir eine Ausfallquote von rund 38%. Daschner u. Marget [5] untersuchten bei 93 Kindern mit rezidivierenden Harninfektionen unter Dauerchemoprophylaxe die antibakterielle Eigenaktivität im Harn. Sie kamen zu dem Schluß, daß nur rund 32% der Kinder das Medikament wirklich regelmäßig einnahmen. Aus diesen Daten muß man wohl folgern, daß die Dauerchemoprophylaxe zumindest in unserem Milieu keineswegs problemlos ist. Bei den Patientinnen mit reiner Blasenbakteriurie dürfte dadurch kein Nierenschaden entstehen. Es spricht aber, wie wir gesehen haben, einiges dafür, daß dies nicht so bei Patientinnen mit okkultem Reflux ist. Wir glauben daher, daß man auch hier über operative Behandlungsmöglichkeiten nachdenken sollte. Unsere Erfahrungen mit dem Blasenauswaschtest nach erfolgreicher Antirefluxplastik bei Patientinnen mit röntgenologisch manifestem Reflux haben gezeigt, daß es auch postoperativ gar nicht selten zu Keimaufstiegen kommt. Daraus muß aber u. E. nicht zwingend geschlossen werden, daß eine Antirefluxplastik den okkulten Reflux nicht doch beseitigen kann. Bei 2 Patientinnen mit okkultem Reflux haben wir inzwischen eine beiderseitige Antirefluxplastik nach Gregoir durchgeführt.

Bei der 1. Patientin handelte es sich um ein 6jähriges Mädel, welches in den letzten beiden Jahren trotz Dauerchemotherapie 6 hochfieberhafte pyelonephritische Schübe durchgemacht hatte. Anläßlich eines erneuten Rezidivs stellten wir eine supravesikale Bakteriurie fest. Das Urogramm dieses Kindes zeigte keine pathologischen Veränderungen. Nach der Operation ist es inzwischen zu 2 Infektrezidiven gekommen. Sie gingen lediglich mit leichten zystitischen Beschwerden einher. Der Blasenauswaschtest ergab beide Male eine reine Blasenbakteriurie. Die 2. Patientin war ein 12 Jahre altes Mädchen, das seit Jahren an rezidivierenden Bakteriurien mit minimalen Blasenbeschwerden litt. Das Urogramm zeigte bilateral schwerste pyelonephritische Schrumpfungen, der Blasenauswaschtest ergab 3mal hintereinander eindeutig supravesikale Bakteriurien. Nach dem Eingriff ist es bisher erst zu einem Infektrezidiv gekommen. Es war lediglich auf die Blase beschränkt.

Wir sind uns der Tatsache sehr wohl bewußt, daß diese beiden Fälle noch keinerlei Schlußfolgerungen zulassen. Andererseits sprechen sie u. E. aber auch nicht gegen eine Pilotstudie unter folgenden Voraussetzungen:

1. Rezidivierende, supravesikale Bakteriurien, die mit dem klinischen Bild der akuten Pyelonephritis, d. h. mit hohem Fieber und Flankenschmerzen einhergehen, unabhängig davon, ob das Urogramm pyelonephritische Veränderungen aufzeigt oder nicht.

2. Rezidivierende, supravesikale Bakteriurien ohne Beschwerden oder lediglich zystitischer Symptomatik, wenn das Ausscheidungsurogramm schwere pyelonephritische Schäden erkennen läßt.

Im 1. Falle steht die Gefährlichkeit der supravesikalen Bakteriurie außer Frage. Im 2. ist sie zwar nicht erwiesen, jedoch einigermaßen wahrscheinlich. Da eine weitere Schädigung der Nieren in dieser Situation auf keinen Fall in Kauf genommen werden sollte, erscheint es vertretbar, nach der Devise „in dubio contra reo" zu handeln.

Schlußwort

In der vorliegenden Arbeit sind wir von den Ergebnissen des Blasenauswaschtests bei Patientinnen mit nicht obstruktiven, rezidivierenden Harnwegsinfektionen ausgegangen. Aus diesen Resultaten wurden Schlüsse gezogen, die neue pathogenetische und therapeutische Perspektiven eröffnen. Wir halten sie für plausibel, sind uns aber der Tatsache bewußt, daß ihr wissenschaftliches Fundament noch nicht sehr festgefügt ist. Vielleicht können sie aber als Wegweiser für weitere Untersuchungen dienen, die dann zu gesicherten Erkenntnissen führen.

Literatur

1. Andersen BR, Jackson GG (1961) Pyelitis, an important factor in the pathogenesis of retrograde pyelonephritis. J Exp Med 114:375
2. Arana JA, Kozij VM, Jackson GG (1964) Retrograde E. coli urinary tract infection in rats. Arch Pathol (1976) 78:558
3. Cattel WR (1976) Urinary tract infection. In: Hendry WF (ed) Recent advances in urology. Churchill, Livingstone
4. Corriere JN, McClure JM III, Harris GJ, Lipschutz LI (1968) The effects of bacterial motility and increased intravesical pressure on particle dynamics in the lower urinary tract. Invest Urol 6:73
5. Daschner F, Marget M (1975) Treatment of recurrent urinary tract infection in children. Acta Paediatr Scand 64:105
6. Fairley KF (1971) The routine determination of the side of infection in the investigation of patients with urinary infection. In: Kincaid Smith P, Fairley KF (eds) Renal infection and renal scarring. Mercedes, Melbourne, p 107
7. Fairley KF, Bond AG, Brown AB, Habersberger P (1967) Simple test to determine the side of urinary tract infection. Lancet II:427
8. Govan DE, Palmer JM (1969) Urinary tract infection in children, the influence of successful antireflux operations in morbidity from infection. Pediatrics 44:677
9. Heptinstall RH, Ramsden PW (1972) Antibody production in urinary tract infections in the rat. Invest Urol 9:462
10. Huland H, Köllermann MW, Scherf H (1976) Vergleich zweier Lokalisationsmethoden von Harnwegsinfektionen. Verhandlungsbericht der Deutschen Gesellschaft f. Urologie, 28. Tagung 1976 p 96
11. Huland H, Köllermann MW, Scherf H Verursacht ein vesiko-ureteraler Reflux (VUR) rezidivierende Harnwegsinfekte? Ibid p 236
12. Huland H, Köllermann MW, Scherf (1978) Können rezidivierende Harnwegsinfekte bei bestehendem vesiko-ureteralem Reflux zum Stillstand kommen? Urologe [A] 17:11
13. Hutch JA, Amar AD (1968) Concept of marginally competent uretero-vesical junction. In: CE Alken, Andersson L, Gittes RF, Goddwin WE, Lutzeyer W, Zingg E. (Hrsg.) Handbuch der Urologie, Bd VII/1. Springer, Berlin, Heidelberg, New York, S 102
14. Kass EH (1960) In: Quinn EL, Kass EH (eds) Biology of pyelonephritis. Little Brown, Boston, p 102
15. Kienitz M (1978) Antibakterielle Langzeittherapie von Harnwegsinfektionen des Kindes. Ergebnisse einer prospektiven 10-Jahres-Studie. In: Porpaczy P (Hrsg) International symposium. Actual problems in treatment of bacterial urinary tract infections. Egermann, Wien, S 95
16. Köllermann MW (1977) Nierenschäden bei sterilem Reflux. Vortrag Vereinigung Norddeutscher Urologen, 19. Tagung 3.–4. 6. 1977 Braunlage
17. Köllermann MW, Scherf H, Wietzen W (1977) Lokalisationsdiagnostische Untersuchungen bei Patientinnen mit recurrierenden Harnwegsinfekten. Monatsschr Kinderheilkd 125:823
18. Köllermann MW, Scherf H, Busch R (1977) Der okkulte Reflux. Vortrag Vereinigung Norddeutscher Urologen 19. Tagung 3.–4. 6. 1977 Braunlage
19. Köllermann MW, Scherf H, Busch R, Sietzen W, Klosterhalfen H (1978) Der okkulte Reflux. Urologe [A] 17:5
20. Köllermann MW, Scherf H, Busch R, Moek HJ, Hupe W, Klosterhalfen H (1978) Zur Funktionstüchtigkeit des vesiko-ureteralen Verschlußmechanismus. Z Urol Nephrol 71:305

21. Kory M, Waife SC (1971) Kidney and urinary tract infections. Lilly Research Laboratories, Indianapolis, p 19
22. Loew H, Lison A, Samizadeh A, Losse H (1978) Langzeitverläufe bei persistierender Bakteriurie. In: Porpaczy P (Hrsg) International symposium. Actual problems in treatment of bacterial urinary tract infection. Egermann, Wien, S 89
23. Scherf H (1976) Lokalisation von Harnwegsinfekten durch Nachweis antikörperbeladener Bakterien. In: Kienitz M, Knothe H, Losse H, Naumann P, Schoenfeld H (Hrsg) Pyelonephritis. Hahnenkleesymposion 1976. Roche, Basel, S 55
24. Scherf H, Köllermann MW (1977) Lokalisationsdiagnostische Untersuchungen bei Patientinnen mit recurrierenden Harnwegsinfekten. Monatsschr Kinderheilkd 125:830
25. Scherf H, Rubarth O, Köllermann MW, Schwarke D (1977) Antikörperbestimmung mit Hilfe der indirekten Immunofluoreszenztechnik bei Kindern mit recurrierenden Harnwegsinfekten. Monatsschr Kinderheilkd 125:571
26. Shapiro AH (1967) Pumping and retrograde diffusion in peristaltik waves. In: Glenn JF (ed) Proceedings of a workshop on urteral reflux in children. National Academy of Sciences, National Research Council, Washington, p 109
27. Stamey TA, Pfau A (1963) Some functional, pathologic, bacteriologic and chemotherapeutic characteristics of unilateral pyelonephritis in man. Invest Urol 1:134
28. Weyrauch HM, Basset JB (1951) Ascending infection in an artificial urinary tract. Stanford Med Bull 9:25

Antibiotische Therapie und Prophylaxe

Wirksamkeit antibiotischer Behandlung und Prophylaxe bei Kindern mit nicht-obstruktiver Harnwegsinfektion

H. Olbing

Der Erfolg einer antibiotischen Therapie oder Prophylaxe hängt ab von Eigenschaften des Wirts, des Erregers und des Medikaments. Der behandelnde Arzt kann von diesen 3 Faktoren nur das Medikament frei wählen. Wirt und Erreger sind ihm vorgegeben, können aber im Einzelfall mit dem Ziel einer risikoorientierten Klassifikation durch entsprechende Untersuchungen weitgehend gekennzeichnet werden.

Für die Behandlung und Prophylaxe von Harnwegsinfektionen steht heute eine Vielzahl von Antibiotika zur Verfügung. Für die meisten sind die Wirksamkeit im Reagenzglas und der Weg im Organismus umfassend untersucht. Der Arzt muß die bakteriologischen und pharmakokinetischen Eigenschaften der in Betracht kommenden Medikamente bei der individuellen Gestaltung eines Therapieplans berücksichtigen. Er kann aber im Einzelfall nicht sicher damit rechnen, beim Einsatz eines in vitro gut wirksamen Medikaments mit optimalen pharmakokinetischen Eigenschaften einen Behandlungserfolg zu erzielen. Weitere, teilweise noch unbekannte Faktoren beeinflussen das Therapieergebnis. Die zuverlässigsten Informationen über den Wert eines Antibiotikums ergeben sich aus vergleichenden klinischen Studien.

Wir geben hier einen Überblick über gut geplante, prospektive vergleichende Studien zur Wirksamkeit antibiotischer Behandlung und Prophylaxe bei Kindern mit nichtobstruktiver Harnwegsinfektion.

Antibiotische Schubbehandlung

Ziel einer antibiotischen Schubbehandlung ist die Erregereliminierung. Voraussetzung hierfür ist der Einsatz eines gegen den jeweils vorliegenden Keim gut wirksamen Antibiotikums mit hoher Konzentration im Nierengewebe, zumindest aber im Harn.

In der Regel ist der Erreger einer Harnwegsinfektion in vitro gegenüber mehreren Antibiotika empfindlich. Die Auswahl unter ihnen muß unter dem Aspekt der Applikationsmöglichkeiten und der vorliegenden klinischen Informationen über Erfolgschancen und Verträglichkeit getroffen werden. Sogar bei übereinstimmend günstigem Resistenzergebnis gibt es erhebliche Unterschiede in den Erfolgsquoten der verschiedenen Antibiotika.

Medikamentenauswahl

Oral gut resorbierbare Antibiotika

Co Trimoxazol: Unter den Antibiotika mit guter Resorption nach oraler Applikation ist Co-Trimoxazol am intensivsten in vergleichenden klinischen Studien untersucht

worden. Co-Trimoxazol ist ein Kombinationspräparat mit 1 Gewichtsanteil Trimethoprim (Hemmer der Dihydrofolsäurereduktase) und 5 Gewichtsanteilen Sulfamethoxazol (Mittelzeitsulfonamid). Die Trefferquote bei unseren Patienten mit Harnwegsinfektionen lag in den letzten Jahren bei 80%. In den allerletzten Monaten nimmt die Resistenzhäufigkeit spürbar zu. Wegen der Sulfonamidkomponente sollte das Medikament bei Neugeborenen möglichst nicht und bei Patienten mit angeborenem Mangel der Erythrozyten an Glukose-6-Phosphatdehydrogenase sowie mit Hämoglobinanomalien nie eingesetzt werden. Bei den übrigen Patienten sind unerwünschte Wirkungen selten (allergische Reaktionen in 1–3% der Fälle, Magenunverträglichkeit selten, reversible Thrombopenien und Leukopenien sehr selten). Angaben über Beeinträchtigungen der Nierenfunktion [26] konnten nicht bestätigt werden [28, 58].
Vergleich mit Sulfamethoxazol: Die Trefferquote von Sulfonamiden gegenüber den Erregern der in den letzten Jahren bei uns beobachteten Harnwegsinfektionen betrug nur noch 43%.

Vergleichende Studien mit Co-Trimoxazol und Sulfamethoxazol wurden bisher nur bei Erwachsenen durchgeführt. Zu unterscheiden ist zwischen Patienten mit sulfonamidresistenten und solchen mit sulfonamidsensiblen Erregern.

Über Harnwegsinfektionen mit *sulfonamidresistenten* Erregern liegt eine größere Zahl von Studien mit übereinstimmenden Resultaten vor. Unter den von Grüneberg u. Kolbe [19] untersuchten Erwachsenen wiesen auffällig viele Anomalien des Harntrakts oder einen Diabetes mellitus auf. Wegen der Häufigkeit derartiger Risikofaktoren kann man erwarten, daß in dieser Studie Unterschiede in der Wirksamkeit der beiden Medikamente besonders klar zum Ausdruck kamen. Nach 5tägiger Behandlung war die Heilungsquote bei den Patienten mit Co-Trimoxazol (2mal täglich 160 mg TMP + 800 mg SMZ) erheblich größer als bei denen mit Sulfamethoxazol (2mal täglich 1 g); Erfolgskriterium war die Elimination der ursprünglichen Erreger bis zum 10. Tag nach Behandlungsende (siehe Tabelle 1). Die Überlegenheit des Co-Trimoxazol

Tabelle 1. Prospektiver Vergleich von Sulfamethoxazol und Co-Trimoxazol bei Patienten mit Harnwegsinfektionen [19]

	Patienten	
	Anzahl	Behandlung erfolgreich
Sulfamethoxazol[a]		
in vitro wirksam	17	14 (82%)
in vitro unwirksam	12	5 (42%)
Co-Trimoxazol[a]	39	36 (92%)

[a] P = 0,007

wurde bestätigt durch die vergleichende Studie von Sourander u. Mitarb. [55] und die Doppelblindstudien von Harding u. Mitarb. [22], Knudsen u. Mitarb. [33] sowie Lemieux [40]. Besonders bemerkenswert sind die von Harding u. Mitarb. [22] bei Patienten mit Infektionen im oberen Harntrakt erzielten Ergebnisse; der bakteriologische Harnbefund normalisierte sich nach Co-Trimoxazol in 67%, nach Sulfamethoxazol nur in 42% der Fälle.

Kein signifikanter Unterschied wurde bei Erwachsenen mit *sulfonamidsensiblen* Erregern gefunden; Grüneberg u. Kolbe [19] erzielten bei den mit Sulfamethoxazol behandelten Patienten in 82% und bei denen mit Co-Trimoxazol in 92% der Fälle eine Bakteriuriefreiheit.
Vergleich mit Sulfadimidin: Sowohl Senevirathne u. Mitarb. [52] als auch Brooks [5] erzielten mit Co-Trimoxazol signifikant häufiger Erfolge als mit dem Kurzzeitsulfonamid allein. In beiden Fällen handelt es sich um Studien an ambulanten Patienten.
Vergleich mit Trimethoprim: Trimethoprim ist in der Bundesrepublik Deutschland nicht im Handel. Die im Ausland durchgeführten vergleichenden Untersuchungen haben widersprüchliche Ergebnisse gebracht. Eine detaillierte Besprechung der Ergebnisse ist derzeit nicht aktuell.
Vergleich mit Ampicillin: Ampicillin ist ein halbsynthetisches, bakterizides Penicillinderivat, dessen Trefferquote gegen die Erreger der in den letzten Jahren in unserer Klinik beobachteten Harnwegsinfektionen nur noch 54% betrug. Nach Bekanntwerden der potentiell hämatotoxischen Eigenschaften des Chloramphenicol wurde Ampicillin vorübergehend das Mittel der ersten Wahl in der Behandlung von Harnwegsinfektionen. Heute muß der Wert des Ampicillin und seiner Abkömmlinge am Vergleich mit Co-Trimoxazol gemessen werden.

Die beiden detailliert publizierten Studien bei Kindern müssen ausführlicher besprochen werden, weil ihre widersprüchlichen Ergebnisse erst durch genauere Analyse des untersuchten Patientengutes verständlich werden. In beide Studien wurden nur Kinder mit gegenüber beiden Antibiotika in vitro empfindlichen Keimen aufgenommen. Böse u. Mitarb. [4] untersuchten 39 Kinder mit normalen und 56 mit pathologischen Röntgenbefunden an Nieren und Harnwegen. Alle Harnstauungen waren operativ beseitigt. Bei 3wöchiger Behandlungsdauer erhielt eine Gruppe täglich 100mg Ampicillin pro kg in 4 Einzeldosen, die andere 5mg Trimethoprim + 25mg Sulfamethoxazol pro kg in 2 Einzeldosen. Die Bakteriurie verschwand bei allen Kindern. Bis zum 4. Tag nach Behandlungsende bekamen 11 von 40 mit Ampicillin behandelte Patienten wieder eine Bakteriurie, jedoch nur 3 von 55 mit Co-Trimoxazol ($P < 0{,}01$); eindeutig war der Unterschied nur bei den Kindern mit pathologischem Röntgenbefund (Tabelle 2). Bis zum Ende des 3. Monats nach Behandlungsabschluß wurde die Differenz zwischen den beiden Gruppen geringer; es war aber immer noch

Tabelle 2. Prospektiver Vergleich von Ampicillin und Co-Trimoxazol bei Kindern mit Harnwegsinfektion [4]

	Patienten	
	Anzahl	Behandlung erfolgreich
Ampicillin	40	29 (73%)[a]
IvP u. MCU		
normal	20	18
pathologisch	20	11
Co-Trimoxasol	55	52 (95%)[a]
IvP u. MCU		
normal	19	19
pathologisch	36	33

[a] $P < 0{,}01$

ein deutlicher Vorteil des Co-Trimoxazol nachzuweisen. Ellerstein u. Mitarb. [11] behandelten in ihrer Doppelblindstudie 10 Tage lang 14 Kinder mit 100 mg Ampicillin pro kg täglich (4 Einzeldosen) und 18 mit 200 mg Trimethoprim + 1000 mg Sulfamethoxazol pro m^2 Körperoberfläche täglich (3 Einzeldosen). Bis auf 5 Kinder mit harmlosen Normvarianten ohne Auswirkungen auf den Harntransport hatten alle Patienten normale Röntgenbefunde an Nieren und ableitenden Harnwegen. Auch in dieser Studie verschwand die Bakteriurie bei allen Patienten. Bis zum 32. Tag nach Behandlungsende entwickelte sich bei je 1 Kind mit Ampicillin und mit Co-Trimoxazol ein Rezidiv.

Über eine Studie von Luengnaruemitchal u. Mitarb. [44] wurde bisher lediglich eine Zusammenfassung ohne genauere Einzelheiten der Patientenauswahl, der röntgenologischen und bakteriologischen Befunde und der Medikamentendosis vorgelegt. Mädchen mit rezidivierenden Harnwegsinfektionen wurden alternierend entweder mit Co-Trimoxazol oder mit Ampicillin behandelt. Bis zum 4. Tag nach Behandlungsende war die Bakteriurie bei 96% der Kinder mit Co-Trimoxazol beseitigt, dagegen nur bei 59% der Kinder mit Ampicillin. Innerhalb von 80 Tagen nach bis dahin erfolgreicher Behandlung stellten sich in der Gruppe mit Co-Trimoxazol in 52% der Fälle Rezidive ein und in der mit Ampicillin in 70%.

Die bei Erwachsenen in Doppelblindstudien durchgeführten Vergleiche müssen wegen folgender Mängel der Versuchsanordnung zurückhaltend interpretiert werden: In der Studie von Wren [64] war die bakteriologische Untersuchungstechnik unzureichend. Laplante [39] verglich Patientengruppen mit ungleicher Verteilung von Risikofaktoren. In den Studien von Brumfitt u. Pursell [7] und von Gleckman [17] wurden die verglichenen Medikamente trotz der großen Unterschiede in der Eliminationsgeschwindigkeit in 2 täglichen Einzeldosen verabreicht; dies bedeutet eine Benachteiligung des Ampicillin.

Die *neueren Ampicillinderivate* haben die gleiche antibakterielle Aktivität wie Ampicillin, unterscheiden sich aber durch günstigere pharmakokinetische Eigenschaften. Höffler [24] beobachtete nach 10 Tage langer Behandlung mit 2,25 g Amoxycillin bzw. 1,6 g Pivmecillinam täglich in 3 Einzeldosen bei Erwachsenen mit Harnwegsinfektion gleich gute Ergebnisse. Weitere systematische klinische Vergleiche, vor allem Vergleiche der neueren Derivate mit Ampicillin oder Co-Trimoxazol stehen aus. Nach oraler Ampicillinbehandlung wurde eine starke Häufung von Harnwegsinfektionen mit ampicillinresistenten Erregern beobachtet (3a).

Vergleich mit Cephalexin: Cephalexin ist ein oral applizierbares, bakterizides Cephalosporin mit einer Trefferquote von 63% gegen die in den letzten Jahren von uns beobachteten Erreger von Harnwegsinfektion. Die Verträglichkeit ist sehr gut.

Olbing u. Mitarb. (unveröffentlicht) behandelten Kinder mit nichtobstruktiver Harnwegsinfektion 10 Tage lang mit 100 mg Cephalexin pro kg Körpergewicht pro Tag (4 Einzeldosen) bzw. mit 5 mg TMP + 25 mg SMZ pro kg Körpergewicht pro Tag (2 Einzeldosen). Patienten, deren Erreger nicht gegen beide Antibiotika in vitro gut empfindlich waren, blieben ausgeschlossen. Die Altersverteilung und die Häufigkeit von Risikofaktoren war in beiden Gruppen gleich. Bis zum 7. Tag nach Behandlungsende waren 30 von 33 Kindern mit Co-Trimoxazol bakteriuriefrei (91%), aber nur 8 von 18 mit Cephalexin (44%); (Tabelle 3). In der Studie von Luengnaruemitchal und Mitarb. [44] waren nach 10 Tage langer Behandlung von 28 Mädchen mit Co-Trimoxazol 27 bakteriuriefrei, von 10 mit Cephalexin behandelten nur 7; die Rezidiv-

Tabelle 3. Prospektiver Vergleich von Cephalexin, Co-Trimoxazol und Nitrofurantoin bei Kindern mit Harnwegsinfektion (Olbing und Mitarbeiter, unveröffentlicht)

	Patienten	
	Anzahl	Behandlung erfolgreich
Cephalexin	18	8 (44%)
Co-Trimoxazol	33	30 (91%)
Nitrofurantoin	18	13 (72%)

quote bis zum 80. Tag nach der Behandlung betrug in der Gruppe mit Co-Trimoxazol 52% und in der mit Cephalexin 86%.

In beiden veröffentlichten Doppelblindstudien an Erwachsenen war Cephalexin wegen unzureichender Dosierung im Vergleich zum Co-Trimoxazol benachteiligt; außerdem wurden beide Medikamente in 2 Tagesdosen verabreicht, obschon für Cephalexin wegen der im Vergleich zu Co-Trimoxazol erheblich rascheren Ausscheidung 3 oder sogar 4 tägliche Einzeldosen gefordert werden müssen [7,18].

Vergleich mit Nitrofurantoin: Nitrofurantoin ist ein bakterizides Chemotherapeutikum, das gegenüber den Erregern der bei uns in den letzten Jahren beobachteten Harnwegsinfektionen eine Trefferquote von 66% aufwies. Wegen der sehr raschen renalen Elimination werden in Serum und Gewebe keine ausreichenden Konzentrationen erreicht, während die Harnspiegel sehr hoch sind. Störend sind die Übelkeit und Inappetenz, die bei knapp 10% der Patienten auftritt; die makrokristalline, dünndarmlösliche Zubereitung ist besser verträglich als die herkömmlichen Zubereitungsformen. Bei Niereninsuffizienz ist das Medikament kontraindiziert. Bei Kindern mit normaler Nierenfunktion sind toxische und unerwünschte Wirkungen außerordentlich selten (Polyneuropathie, interstitielle Pneumonie).

Olbing u. Mitarb. (unveröffentlichte Befunde) verabreichten Kindern mit nichtobstruktiver Harnwegsinfektion und gegenüber beiden Medikamenten in vitro empfindlichen Erregern 10 Tage lang entweder 5 mg Nitrofurantoin pro kg pro Tag (4 Einzeldosen) oder 5 mg TMP + 25 mg SMZ pro kg Körpergewicht pro Tag (2 Einzeldosen). Bis zur ersten Woche nach Behandlungsende wurden und blieben 30 von 33 Kindern mit Co-Trimoxazol bakteriuriefrei (91%) und 13 von 18 mit Nitrofurantoin (72%); dieser Unterschied zugunsten von Co-Trimoxazol ist nicht signifikant.

Vergleich von Cephalexin und Ampicillin: Elo u. Ahava [12] verglichen bei Kindern mit nichtobstruktiver Harnwegsinfektion Cephalexin und Ampicillin bei einer Behandlungsdauer von 10 Tagen und einer Dosis von 30 mg pro kg pro Tag. Keimfreiheit erzielten sie in der Gruppe mit Cephalexin in 85% der Fälle, in der Gruppe mit Ampicillin in 63%. Eindrucksvoll war der Unterschied zugunsten des Cephalexin bei Kindern mit E. coli als Erreger (92% im Vergleich zu 55%).

In der schon erwähnten Studie von Luengnaruemitchal u. Mitarb. [44] verschwand die Bakteriurie in der Gruppe mit Cephalexin in 70% und in der mit Ampicillin in 59% der Fälle; bis zum 80. Tag nach Behandlungsende kam es in der Ampicillin-Gruppe in 70% der Fälle zu Rezidiven, in der mit Cephalexin in 86%.

Die bei Erwachsenen durchgeführte Doppelblindstudie von Davies u. Mitarb. [10] ist methodisch anfechtbar, weil das Ergebnis der Resistenzbestimmung nicht berücksichtigt wurde und ein großer Teil der Patienten an schweren Erkrankungen außerhalb des Harntrakts litt; jeder 6. Patient hatte eine Niereninsuffizienz oder grobe Anomalien der ableitenden Harnwege, 4 Patienten verstarben während der Studie.

Keime der Klebsiella-Enterobacter-Gruppe sind zu einem erheblichen Teil empfindlich gegenüber Co-Trimoxazol, vor allem aber gegenüber dem Cefaclor (oral applizierbares Cephalosporin-Derivat mit dem Firmennamen Panoral). Vergleichende Untersuchungen über die Behandlungsergebnisse bei Harnwegsinfektionen mit *Sproßpilzen* stehen aus.

Zusammenfassende Wertung: Die Gesamtheit der bisher vorliegenden vergleichenden Studien führt zu dem Schluß, daß Co-Trimoxazol in der Behandlung bakterieller Harnwegsinfektionen heute als Mittel der ersten Wahl einzustufen ist. Seine Trefferquote wird unter den nach oraler Applikation gut resorbierten Antibiotika nur von der Nalidixinsäure und dem Nitrofurantoin erreicht. Die Nalidixinsäure ist bisher klinisch unzureichend vergleichend untersucht worden. Nitrofurantoin kann beim derzeitigen Erfahrungsstand nur für solche Patienten empfohlen werden, deren Infektion auf den unteren Harntrakt beschränkt ist.

Ampicillin, Cephalexin und Sulfonamide wurden in großem Umfang klinisch mit Co-Trimoxazol verglichen. Ihre Trefferquote ist geringer als die des Co-Trimoxazol. Gegenüber in vitro sensiblen Erregern ist Co-Trimoxazol klinisch wirksamer als Cephalexin, bei Patienten mit pathologischen Röntgenbefunden an Nieren oder ableitenden Harnwegen auch als Ampicillin. Gegenüber in vitro sulfonamidresistenten Keimen ist Co-Trimoxazol klinisch wirksamer als Sulfonamide.

Parenteral zu applizierende Antibiotika

Pseudomonas aeruginosa ist, bis auf seltene Ausnahmen, lediglich gegenüber solchen Antibiotika in vitro und in vivo ausreichend empfindlich, die nach oraler Applikation nicht gut resorbiert werden. Das erst seit kurzer Zeit zur Verfügung stehende *Azlocillin,* ein atoxisches Penicillin-Derivat, scheint nach den bisher vorliegenden Erfahrungsberichten beim Abwägen von Wirksamkeit und Verträglichkeit als Mittel der ersten Wahl einzustufen zu sein; vergleichende Untersuchungen mit diesem Antibiotikum fehlen jedoch bisher. Die Gruppe der *Aminoglykoside* ist in den letzten Jahren um mehrere Derivate bereichert worden. In einer randomisierten Doppelblindstudie bei Erwachsenen mit Harnwegsinfektion wurden mit 3mal täglich 375 mg Amikacin bessere Ergebnisse erzielt als mit 3mal täglich 80 mg Gentamycin [25]. Alle Aminoglykoside sind nephro- und ototoxisch (8a). Weitere vergleichende Untersuchungen sind dringend erforderlich. Auch *Carbenicillin* und seine neueren Abkömmlinge bedürfen dringend der vergleichenden klinischen Erprobung.

Dauer einer Schubbehandlung

Bei nichtobstruktiven bakteriellen Harnwegsinfektionen ist heute eine Behandlungsdauer von 7–10 Tagen die Regel. Eine weitere Verlängerung bringt dem Patienten keine Vorteile. Vielleicht ist bei einem erheblichen Teil der Fälle eine Verkürzung zu rechtfertigen. Die zu dieser Frage vorliegenden Untersuchungen bedürfen jedoch noch einer systematischen Vervollständigung, bevor allgemein kürzere Behandlungszeiten empfohlen werden können.

Källenius u. Winberg behandelten in einer prospektiven Studie 29 Mädchen (6–14 J. alt) mit rezidivierender symptomatischer Harnwegsinfektion ohne Hinweis auf Pyelonephritis (kein Fieber, keine Schmerzen im Nierenlager; BKS kleiner als 10 mm/h, keine röntgenologisch nachweisbaren Parenchymschäden; Serumkreatinin und renales Konzentrationsvermögen normal) mit einer einzigen oralen Dosis von 200 mg Sulfafurazol/kg. Die Erreger waren in vitro sulfonamidsensibel und verschwanden nach der Behandlung in mindestens 27 der 29 Fälle; bei 2 Kindern war eine klare Beurteilung nicht möglich. Ein Vergleich mit einer Kontrollgruppe fehlt [25 a].

Charlton u. Mitarb. [8] verglichen bei nichtschwangeren Frauen mit symptomatischer nichtobstruktiver Harnwegsinfektion 10 Tage und 3 Tage lange Behandlungen mit Amoxycillin (3mal täglich 500 mg) und fanden keinen Unterschied in den Behandlungsergebnissen. Bailey verabreichte einer Gruppe von Kindern und jungen Frauen mit nichtobstruktiver Harnwegsinfektion nur eine einzige Dosis Amoxycillin (Kinder 100 mg pro kg, Erwachsene 3 g); die Behandlungsergebnisse waren nicht schlechter als in einer Vergleichsgruppe mit 5–7 Tage langer Behandlung [1]. In einer späteren Studie aus der gleichen Klinik wurde für Co-Trimoxazol die Wirksamkeit einer Einzeldosis mit derjenigen einer 5–7 Tage langen Behandlung verglichen [2]. Ausgeschlossen von dieser Studie blieben Patienten mit gegenüber Co-Trimoxazol resistenten Erregern, im Kindesalter auch Patienten mit klinischen Symptomen einer akuten Pyelonephritis. Die Einzeldosis bei Kindern betrug im Alter von 1–2 Jahren 0,72 mg, im Alter von 2–5 Jahren 0,96 g und im Alter von 5–12 Jahren 1,44 g; in der Kontrollgruppe erhielten die 1–2jährigen Kinder 2mal täglich 0,12 g, die 2–5jährigen zweimal täglich 0,24 g und die 5–12jährigen 2mal täglich 0,48 g. Die Behandlungsergebnisse waren in beiden Gruppen gleich.

Ronald u. Mitarb. [47] führten mit dem Blasenauswaschtest eine Lokalisation der Harnwegsinfektion durch. Bei Frauen mit isolierter Zystitis verschwand die Bakteriurie nach einer einzigen intramuskulären Injektion von 500 mg Kanamycin-Sulfat in 36 von 39 Fällen, bei Frauen mit Infektionen des oberen Harntrakts nur in 47 von 65 Fällen; bei allen 7 Frauen mit pathologischem Ausscheidungsurogramm und Sitz der Infektion im oberen Harntrakt persistierte die Bakteriurie. Als wesentlich einfachere Methode für eine Aussonderung derjenigen Patienten, die für eine Behandlung mit nur einer einzigen Dosis Antibiotika nicht in Betracht kommen, erwies sich in der Studie von Fang u. Mitarb. [13] die Untersuchung der Harnbakterien auf Antikörperhüllen. In einer Gruppe von Frauen ohne klinische Symptome einer Pyelonephritis und ohne nachweisbare Antikörperhüllen um die Harnbakterien erhielten 22 nur eine einzige Dosis von 3 g Amoxycillin und 21 zehn Tage lang 4mal täglich 250 mg Amoxyllin per os; unabhängig von der Behandlungsdauer wurden alle diese Frauen bakteriuriefrei. Dagegen war das Behandlungsergebnis bei 10 von 18 Frauen mit einer Antikörperhülle um die Harnbakterien sogar nach 10 Tage langer Behandlung unbefriedigend.

Insgesamt erlauben die bisher vorliegenden Erfahrungen vor allem bei Kindern noch keine allgemeine Empfehlung einer drastischen Verkürzung der Behandlungsdauer. Dies zeigen auch Untersuchungen von Wientzen u. Mitarb. [61]. Bei ihnen bewährte sich vor allem die Untersuchung des C-reaktiven Proteins für eine Differenzierung zwischen Pyelonephritis und Zystitis. Bei Kindern mit Harnwegsinfektion ohne Vermehrung des C-reaktiven Proteins verglichen sie prospektiv eine 4 Tage und eine 10 Tage lange Behandlung mit 30 mg Amoxyllin pro kg täglich (3 Einzeldosen). Während die Quote der Reinfektionen zwischen den Gruppen mit verschiedener Behandlungsdauer keinen Unterschied aufwies, waren Relapse nach 4 Tage langer Behandlung häufiger.

Antibiotische Reinfektionsprophylaxe

Bei einem erheblichen Teil der Patienten mit nichtobstruktiver Harnwegsinfektion stellen sich Rezidive ein, besonders häufig innerhalb der ersten Monate nach Behandlungsende. Die Intervalle zwischen den Rezidiven sind bei manchen Patienten nur Wochen oder sogar nur Tage lang. Bei Kindern handelt es sich bei Rezidiven in mehr als 90% der Fälle um Reinfektionen mit jeweils neuen Erregern, die aus dem Darm stammen, zunächst in großer Menge die Periurethralregion besiedeln und dann intrakanalikulär aszendieren. Relapse infolge Aufflackerns der alten Infektion bei gleichbleibendem Erreger sind bei Kindern selten.

Vor allem bei Kindern mit vesikoureteralem Reflux und bei denjenigen mit den klinischen Symptomen einer Pyelonephritis bedeuten Reinfektionen die Gefahr einer Schädigung des Nierenparenchyms. Die früher propagierte Intensivierung der Schubbehandlung hat in der Praxis enttäuscht und nach der Identifizierung der Mehrzahl der Rezidive als Reinfektion auch seine theoretische Begründung verloren. Im klinischen Einsatz wirksam und theoretisch sinnvoll ist dagegen eine antibiotische Reinfektionsprophylaxe. Sie hat das Ziel, die intrakanalikuläre Aszension darmständiger Keime zu verhindern.

Da eine sehr große Zahl verschiedener Spezies mit erheblichen Differenzen in der Empfindlichkeit gegenüber Antibiotika als Erreger von Reinfektionen in Betracht kommt, muß das zur Prophylaxe eingesetzte Medikament ein möglichst breites Spektrum haben. Das Resistogramm der Erreger vorausgegangener Schübe ist bei der Medikamentenauswahl für eine Prophylaxe keine Hilfe. Bakterizide Antibiotika mit hohen Harnkonzentrationen versprechen einen besonders sicheren protektiven Effekt; wahrscheinlich spielt auch die Konzentration im Sekret von Vagina und Prostata eine wichtige Rolle.

Ich beschränke mich auf eine Darstellung der Wirksamkeit verschiedener Formen der antibiotischen Reinfektionsprophylaxe bei nichtobstruktiven Harnwegsinfektionen; die Problematik der Indikation wird an anderer Stelle diskutiert (S. 111 ff.).

Vor Beginn einer antibiotischen Prophylaxe muß durch eine Schubbehandlung Bakteriuriefreiheit herbeigeführt werden.

Medikamentenauswahl

Rezidivhäufigkeit

In den ersten systematischen Studien über die rezidivvermindernde Wirksamkeit einer antibiotischen Reinfektionsprophylaxe wurde das verabreichte Medikament vor den Kontrolluntersuchungen für einige Tage *ausgesetzt*. Olbing u. Mitarb. [45] wählten für ihre Studie Kinder mit röntgenologisch nachweisbarer Nierenparenchymdestruktion, vesikoureteralem Reflux oder Anomalien von Nieren oder Harntrakt ohne Harntransportstörung aus, weil diese sich während einer Vorbeobachtungsperiode als besonders rezidivgefährdet erwiesen hatten. Eine Kontrollgruppe ohne Reinfektionsprophylaxe mußte schon nach 1 Jahr aufgegeben werden, weil jedes Kind ohne Antibiotika schon zu dieser Zeit mindestens ein Rezidiv durchgemacht hatte. Während mindestens 6 Monaten traten bei den Kindern mit *Nitrofurantoin* (2–3 mg pro kg pro Tag in 2 Einzeldosen) signifikant seltener Rezidive auf als bei Kindern mit *Sulfamethoxydiazin* (5–8 mg pro kg täglich in einer Einzeldosis) (Tabelle 4). Vor den Kontroll-

Tabelle 4. Prospektiver Vergleich von Nitrofurantoin und Sulfamethoxydiazin in der Reinfektionsprophylaxe bei Kindern mit Harnwegsinfektion [45]

	Patienten	
	Anzahl	Rezidivfrei
Nitrofurantoin	58	34
Sulfamethoxydiazin	18	4

untersuchungen wurde Nitrofurantoin 3 Tage lang, Sulfamethoxydiazin 5 Tage lang ausgesetzt. Dieser protektive Effekt von Nitrofurantoin und Sulfonamiden wurde ebenso wie die Überlegenheit des Nitrofurantoin mehrfach bestätigt, bei Kindern vor allem durch die prospektive Studie von Winberg u.Mitarb. [62] (Abb. 1).

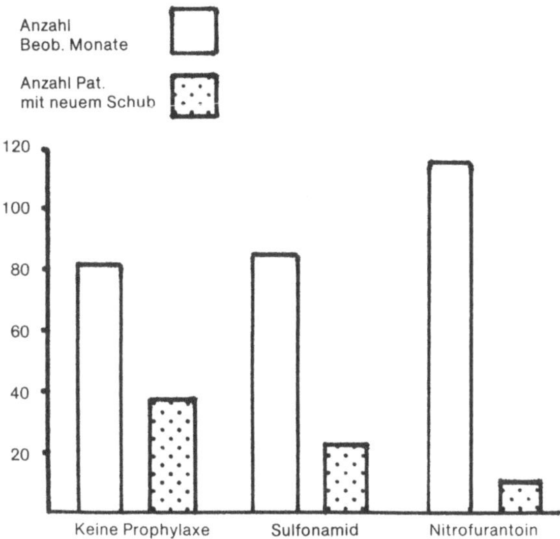

Abb. 1. Rezidive während der ersten 2 Monate nach einer 10tägigen Behandlung einer Harnwegsinfektion. Es wurde nur ein Rezidiv pro Patient registriert

Weit eindrucksvoller als in diesen Studien mit Aussetzen der Antibiotika vor den Kontrolluntersuchungen war die Verminderung der Rezidivquote, wenn das zur Prophylaxe eingesetzte Medikament vor den Kontrolluntersuchungen *kontinuierlich* weitergegeben wurde. Lohr und Mitarb. [43] verglichen in einer Doppelblindstudie bei 18 Mädchen mit nichtobstruktiver rezidivierender Harnwegsinfektion hintereinandergeschaltete 6 Monate lange Perioden mit kontinuierlicher Verabreichung von *Nitrofurantoin* (1,2–2,4 mg pro kg in einer Abenddosis) bzw. mit einem Plazebo. Eine Patientengruppe nahm zunächst 6 Monate lang Nitrofurantoin und dann das Plazebo, die 2. umgekehrt. In der Plazebo-Periode wurden 35 Bakteriurien nachgewiesen, davon 14 mit Symptomen. Im Gegensatz dazu hatten dieselben Patientinnen während der gleich langen Nitrofurantoin-Periode nur 2 Rezidive, beide ohne Symptome; bei einem dieser Kinder war das Nitrofurantoin während einer interkurrenten anderen Erkrankung abweichend von der Versuchsanordnung wegen der Verordnung eines anderen Breitbandantibiotikums abgesetzt worden. Smellie u. Mitarb. [54] verglichen bei Kindern mit symptomatischer nichtobstruktiver Harnwegsinfektion bei kontinuierlicher Medikamentengabe auch vor den Kontrolluntersuchungen Gruppen mit 1–2 mg Nitrofurantoin pro kg pro Tag (1 oder 2 Einzeldosen), mit 2 mg TMP + 10 mg SMZ pro kg Körpergewicht pro Tag (1–2 Einzeldosen) und ohne Prophylaxe. Während 243 Monaten mit kontinuierlicher Verabreichung von Nitrofurantoin oder *Co-Trimoxazol* wurden keine Rezidive beobachtet, während in der Gruppe ohne Prophylaxe der Prozentsatz der Kinder mit mindestens einem Rezidiv am Ende der ersten 6 Monate 32%, nach einem Jahr 59% und nach 2 Jahren 64% betrug.

Nach einer anderen Studie von Smellie u. Mitarb. [53] ist das Rezidivrisiko während kontinuierlicher antibiotischer Prophylaxe vom Zustand des Harntrakts abhängig. In einer Gruppe von Kindern ohne Harnstauung und ohne vesikouretero-renalen Reflux wurde für insgesamt 1017 Monate eine kontinuierliche Prophylaxe mit 2 mg TMP + 10 mg SMZ pro kg Körpergewicht ohne ein einziges Rezidiv durchgeführt. Dagegen stellten sich während einer 1620 Monate langen kontinuierlichen Prophylaxe der gleichen Art bei Kindern mit vesikoureteralem Reflux 6 Rezidive ein.

Olbing u. Mitarb. (unveröffentlichte Befunde) setzten bei Kindern mit nichtobstruktiver rezidivierender Harnwegsinfektion, welche bis dahin nach Aussetzen der Prophylaxe häufige Rezidive erlitten hatten, auf eine kontinuierliche Prophylaxe um; die Rezidivhäufigkeit nahm dramatisch ab (Tabelle 5).

Tabelle 5. Prospektiver Vergleich von Co-Trimoxazol und Nitrofurantoin in der kontinuierlichen bzw. vor Kontrolluntersuchungen unterbrochenen Reinfektionsprophylaxe von Kindern mit Harnwegsinfektionen (Olbing u. Mitarb., unveröffentlicht)

	Patienten		Anzahl	Anzahl	Mon.
	Anzahl	rezidivfrei	Rezidive	Mon.	pro Rezidiv
Co-Trimoxazol					
unterbrochen	31	14 (45%)	29	255	8,8
Nitrofurantoin					
unterbrochen	38	21 (55%)	44	380	8,6
kontinuierlich	74	4 (3%)	5	434	86,8
Keine Prophylaxe	16	3	26	97	3,7

Die kontrollierten Studien von Kincaid-Smith u. Mitarb. [31], Harding u. Ronald [21] Freeman u. Mitarb. [14, 15] und Kasanen u. Mitarb. [28] bei Erwachsenen brachten im Vergleich zu den bei Kindern erhobenen Befunden keine grundsätzlichen zusätzlichen Erkenntnisse. Folgende Befunde aus Erwachsenenstudien scheinen bemerkenswert zu sein:

Scherwin u. Holm [51] beobachteten bei Greisen während einer Prophylaxe mit Co-Trimoxazol (2mal täglich 80 mg TMP + 400 mg SMZ) erheblich seltener Rezidive als mit Nitrofurantoin (2mal täglich 50 mg). Auch Kasanen u. Mitarb. [28] sahen in einer Erwachsenengruppe mit 80 mg TMP + 400 mg SMZ abends nur halb so viele Rezidive wie in einer Erwachsenengruppe mit 50 mg Nitrofurantoin abends.

Baily u. Mitarb. [3] verabreichten nichtschwangeren Frauen abends 50 oder 100 mg Nitrofurantoin und beobachteten im Vergleich zu einer Patientengruppe mit Plazebo signifikant seltener Rezidive. Ob analog zu dieser Beobachtung auch bei Kindern die bisher übliche Dosis von 2 mg pro kg pro Tag Nitrofurantoin bzw. TMP ohne nennenswerten Wirksamkeitsverlust weiter reduziert werden kann, bedarf der Überprüfung.

Der prophylaktische Effekt von *Methenaminhippurat* ist bei Erwachsenen gründlich überprüft worden. Dabei erwies sich eine kontinuierliche, starke Säuerung des Harns als eine Voraussetzung für befriedigende Wirksamkeit. Aber selbst unter diesen optimalen Bedingungen blieb der prophylaktische Effekt geringer als der von Nitrofurantoin oder Co-Trimoxazol. Über die Brauchbarkeit des *Methenaminhippurat* für eine Prophylaxe bei Kindern liegt bisher nur die Studie von Petersen [46] vor. Unter einer Prophylaxe mit 0,5 g Methenaminhippurat am Morgen und Abend traten nur 0,7 Rezidive pro Jahr auf, während die Häufigkeit vor Beginn der Prophylaxe 3,1 pro Jahr und nach Ende der Prophylaxe 1,4 pro Jahr betrug.

Studien mit *Trimethoprim* sind für den deutschen Sprachbereich nicht aktuell, weil dieses Medikament bei uns nicht zugelassen ist. Prospektive Studien über die Auswirkungen einer Reinfektionsprophylaxe mit *Nalidixinsäure* liegen nicht vor.

Da die *Darmflora* das Erregerreservoir für Harnwegsinfektionen darstellt, müssen Auswirkungen von Antibiotika auf die Darmflora vor allen Dingen während längerdauernder Applikation bei der Durchführung einer Langzeitprophylaxe berücksichtigt werden. Nitrofurantoin hat keinen ins Gewicht fallenden Effekt auf die Darmflora [41,62]. Im Gegensatz hierzu nimmt die Zahl der coliformen Bakterien in Rektumabstrichen während einer Prophylaxe mit Co-Trimoxazol rasch und erheblich ab; von den überlebenden Coliformen bleiben mehr als 70% gegen beide Komponenten des Co-Trimoxazol empfindlich (20). Streptococcus faecalis wird im Gegensatz zu anderen Enterobakteriaceen nicht beeinträchtigt [32].

Seit längerem wird diskutiert, ob eine abnorme Keimbesiedlung des *Introitus vaginae* Mädchen und Frauen mit besonderer Disposition zu rezidivierenden Harnwegsinfektionen kennzeichnet; da die Ansichten hierüber kontrovers sind, verweisen wir auf eine Darstellung bei Winberg u. Bollgren [63] und verzichten auf eine eigene ausführliche Diskussion. Nitrofurantoin hat auf die Keimflora der Periurethralregion keinen nennenswerten Effekt [41,62]. Im Gegensatz hierzu eliminiert Co-Trimoxazol E. coli sehr weitgehend aus dieser Region [21,56].

Nierenparenchymschäden

Smellie u. Mitarb. [54] berichten über Röntgenbefunde am Nierenparenchym von Kindern mit vesikoureteralem Reflux und einer 7–15 Jahre lang kontinuierlich durchgeführten antibiotischen Reinfektionsprophylaxe; während in 150 Nieren von Kindern ohne Reinfektion in keinem einzigen Fall die Entwicklung von Nierenparenchymschäden zu beobachten war, entwickelten sich in 222 Nieren von Kindern mit Reinfektionen 10mal neue Nierenparenchymnarben. Im Vergleich hierzu sind neue Nierenparenchymnarben in allen bisher publizierten Studien ohne kontinuierliche Reinfektionsprophylaxe erheblich häufiger beobachtet worden. Systematische vergleichende Untersuchungen zu dieser besonders wichtigen Frage sind dringend erforderlich.

Zuverlässigkeit einer langdauernden antibiotischen Prophylaxe (Compliance)

Nur bei einem Teil der Patienten mit rezidivierender Harnwegsinfektion verläuft die Krankheit auch für einen Laien erkennbar dramatisch. Dies wirkt sich auf die Regelmäßigkeit der Medikamenteneinnahme nachteilig aus. Hinzu kommt die Furcht vor schädlichen biologischen Auswirkungen einer Antibiotikumgabe über so lange Zeit. Aus diesen Gründen muß von vornherein damit gerechnet werden, daß nur ein Teil der Patienten mit rezidivierenden Harnwegsinfektionen eine verordnete kontinuierliche Reinfektionsprophylaxe auch regelmäßig nimmt. Die bisher vorliegenden Untersuchungen zu dieser Frage haben widersprüchliche Ergebnisse gebracht. Daschner u. Marget [9] fanden bei je ⅓ ihrer Patienten regelmäßig, unregelmäßig bzw. nie antibakterielle Aktivität im Harn. Wir selbst (unveröffentlichte Befunde) fanden in ⅓ der untersuchten Harnportionen keine antibakteriell wirksame Substanz. Angloamerikanische Untersucher kamen zu günstigeren Ergebnissen. Smellie u. Mitarb. [53] fanden im Harn von 50 der insgesamt 54 untersuchten Kinder antibakterielle Aktivität. Lohr u. Mitarb. [43] konnten bei 17 von 18 untersuchten Kindern regelmäßig das dem Medikament beigemischte Riboflavin im Harn nachweisen. Eine zufriedenstellende Erklärung für diese großen Unterschiede ist bisher nicht möglich. Zumindest im deutschsprachigen Raum muß man offenbar damit rechnen, daß ein erheblicher Teil der Kinder mit rezidivierender Harnwegsinfektion die zur Reinfektionsprophylaxe verordneten Medikamente nicht oder nicht regelmäßig einnimmt.

Dauer einer antibiotischen Prophylaxe

Systematische Untersuchungen über die optimale Dauer einer antibiotischen Reinfektionsprophylaxe gibt es bisher nicht. Stansfeld[57] sowie Lohr u. Mitarb. [43] beobachteten nach 6 Monate langer Prophylaxe mit Co-Trimoxazol bzw. Nitrofurantoin genauso häufig Rezidive wie in der Zeit vor der Prophylaxe. Im Gegensatz hierzu führten Smellie u. Mitarb. [54] ihre kontinuierliche Prophylaxe 6–12 Monate lang durch; während der anschließenden Nachbeobachtungszeit erlitten die Patienten mit vorausgegangener Prophylaxe nur halb so häufig Rezidive wie die Patienten einer Kontrollgruppe ohne Prophylaxe. Ob diese günstigeren Ergebnisse ursächlich auf die längere Dauer der vorausgegangenen Prophylaxe zurückzuführen sind, bedarf der Überprüfung. Nach eigenen noch unveröffentlichten Untersuchungen nimmt die Rezidivhäufigkeit im Durchschnitt mit zunehmendem Alter ab. Außerdem fanden wir bei unseren Patienten eine Abhängigkeit der Rezidivhäufigkeit von der Jahreszeit. Bei systematischen Studien über die optimale Prophylaxedauer müßten diese Faktoren berücksichtigt werden.

Zusammenfassung

Die Frage der Indikationen für eine antibiotische Reinfektionsprophylaxe ist nicht Gegenstand dieses Beitrages. (s. S. 115). Wenn nach Abwägen des Für und Wider der Entschluß zu einer antibiotischen Reinfektionsprophylaxe gefaßt ist, muß die Prophylaxe nach dem heutigen Wissensstand kontinuierlich durchgeführt werden. Co-Trimoxazol und Nitrofurantoin sind die in Frage kommenden Medikamente der Wahl. Die Dosis sollte 1–2 mg pro kg in 1–2 Tagesdosen betragen. Ein eindeutiger Unterschied in der Wirksamkeit dieser beiden Medikamente liegt bisher nicht vor. Die vorliegenden Befunde erlauben noch keine Aussagen über die optimale Prophylaxedauer. Im Vergleich zur antibiotischen Therapie sind die gesicherten Kenntnisse über die antibiotische Reinfektionsprophylaxe bei Kindern mit nichtobstruktiver rezidivierender Harnwegsinfektion noch sehr spärlich. Systematische Studien sind dringend erforderlich.

Literatur

1. Bailey RR, Abbott GD (1977) Treatment of urinary-tract infection with a single dose of amoxycillin. Nephron 18:316
2. Bailey RR, Abbott GD (1978) Treatment of urinary tract infection with a single dose of trimethoprim-sulfamethoxazole. Can med Ass oc J 118:551–552

3. Bailey RR, Roberts AP, Gower PE, de Wardener HE (1971) Prevention of urinary-tract infection with low-dose nitrofurantoin. Lancet II:1112–1114
3a. Bendtzen K, Olsen AL (1972) Ampicillin – induced bacteriuria in children. Acta Paediat Scand 62:328–329
4. Böse W, Karama A, Linzenmeier G, Olbing H, Wellmann P (1974) Controlled trial of co-trimoxazole in children with urinary-tract infection. Bacteriological efficacy and haematological toxicity. Lancet II:614–616
5. Brooks D (1972) Sulphadimidine, co-trimoxazole, and a placebo in the management of symptomatic urinary tract infection in a general practice. JR Coll gen Pract 22:695–703
6. Brumfitt W (1972) Bacteriuria in women of childbearing age and its relation to renal disease. In: Losse H, Kienitz M (Hrsg) Pyelonephritis. Band III. Thieme, Stuttgart, S. 248–253
7. Brumfitt W, Pursell R (1972) Double-blind trial to compare ampicillin, cephalexin, co-trimoxazole, and trimethoprim in treatment of urinary infection. Br med J I, 673–676.
8. Charlton CAC, Crowther A, Davies JG, Dynes J, Haward MWA, Mann PG, Rye S (1976) Three-day and ten-day chemotherapy for urinary tract infections in general practice. Br med J I:124–126
8a. Cronin RE (1979) Aminoglycoside nephrotoxicity: pathogenesis and prevention. Clin Nephrol 11:251–256
9. Daschner F, Marget W (1975) Treatment of recurrent urinary tract infection in children. II. Compliance of parents and children with antibiotic therapy regimen. Acta Paediatr Scand 64:105–108
10. Davies JA, Strangeways JEM, Mitchell RG, Beilin LJ, Ledingham JGG, Holt JM (1971) Comparative double-blind trial of cephalexin and ampicillin in treatment of urinary infections. Br med J II:215–217
11. Ellerstein NS, Sullivan TD, Baliah T, Neter E (1977) Trimethoprim/sulfamethoxazole and ampicillin in the treatment of acute urinary tract infections in children: A double-blind study. Pediatrics 60:245–247
12. Elo J, Ahava K (1975) Cephalexin compared with ampicillin in urinary tract infections in children. J Antimicrob Chemother [Suppl] 1:85–92
13. Fang LST, Tolkoff-Rubin NE, Rubin RH (1978) Efficacy of single-dose and conventional amoxicillin therapy in urinary-tract infection localized by the antibody-coated bacteria technic. N Engl J Med 298:413–416
14. Freeman RB, Bromer L, Brancato F, Cohen SI, Garfield CF, Griep RJ, Hinman EJ, Richardson JA, Thurm RE, Urner C, Smith WM (1968) Prevention of recurrent bacteriuria with continuous chemotherapy. Ann Intern Med 69:655–672
15. Freeman RB, McFate Smith W, Richardson JA, Hennelly PJ, Thurm RH, Urner C, Vaillancourt JA, Griep RJ, Bromer L (1975) Long-term therapy for chronic bacteriuria in men. U.S. public health service cooperative study. Ann Intern Med 83:133–147
16. Gleckman RA (1973) A cooperative controlled study of the use of trimethoprim-sulfamethoxazole in chronic urinary tract infections. J Infect Dis 128, 647–651
17. Gleckman RA (1975) Trimethoprim-sulfamethoxazole vs ampicillin in chronic urinary tract infections. A double-blind multicenter cooperative controlled study. J Am Med Assoc 233:427–431
18. Gower PE, Tasker PRW (1976) Comparative double-blind study of cephalexin and cotrimoxazole in urinary tract infections. Br med J I:684–686
19. Grüneberg RN, Kolbe R (1969) Trimethoprim in the treatment of urinary infections in hospital. Br med J I:545–547
20. Grüneberg RN, Smellie JM, Leakey A, Atkin WS (1976) Long-term low-dose co-trimoxazole in prophylaxis of childhood urinary tract infection: Bacteriological aspects. Br med J II:206–208
21. Harding GKM, Ronald AR (1974) A controlled study of antimicrobial prophylaxis of recurrent urinary infection in women. N Engl J Med 291:597–601
22. Harding GKM, Ronald AR, Boutros P, Lank B (1975) A comparison of trimethoprim-sulfamethoxazole with sulfamethoxazole alone in infections localized to the kidneys. Can Med Assa J 112:9–12
23. Heinrich WD, Linzenmeier G (1977) Orale Carbenicillin-Therapie bei hochresistenten Erregern von Harnwegsinfektionen in der ambulanten urologischen Praxis. Urologe [B] 17:145–148
24. Höffler D (1978) Vergleichende therapeutische Untersuchungen von Pivampicillinam und Amoxycillin. Dtsch med Wochenschr 103:1108–1110

25. Höffler D (1978) Amikacin und Gentamicin – ein kontrollierter Therapievergleich. Dtsch med Wochenschr 103:2071–2075
25a. Källenius G, Winberg J (1979) Urinary tract infections treated with single of short – acting sulphonamide. Br med J I:1175–1176
26. Kalowski S, Nanra RS, Mathew TH, Kincaid-Smith P (1973) Deterioration in renal function in association with co-trimoxazole therapy. Lancet I:394–397
27. Kasanen A, Kaarsalo E, Hiltunen R (1974) Comparison of long-term, low dosage nitrofurantoin, methenamine hippurate, trimethoprim and trimethoprimsulfamethoxazole on the control of recurrent urinary tract infection. Ann Clin Res 6:285–289
28. Kasanen A, Anttila M, Elfving R, Kahela P, Saarima H, Sundquist H, Tikkanen R, Toivanen P (1978) Trimethoprim in the long-term prophylaxis of urinary tract infections. Ann Clin Res [Suppl 22] 10:22–26
29. Khan AJ, Evans HE, Jhaveri R, Chang CT, Hochstein L (1976) Amikacin pharmakokinetics in the therapy of childhood urinary tract infections. Pediatrics 58:873–876
30. Kincaid-Smith P, Fairley KF (1969) Controlled trial comparing effect of two and six weeks' treatment in recurrent urinary tract infections. Br med J I:145–146
31. Kincaid-Smith P, Friedman A, Naura RS (1971) Controlled trials of treatment in urinary tract infection. In: Kincaid-Smith P, Fairley KF (eds) Renal infection and renal scarring. Mercedes, Melbourne (Aust), pp 165–174
32. Knothe H (1976) Darmflora und Chemotherapeutika. In: Kienitz M, Knothe H, Josse H, Naumann P, Schönfeld H (Hrsg) Pyelonephritis. Hahnenklee Symposion 1976. Basel, Roche, S 81–95
33. Knudsen JB, Korner B, Reinicke V, Stahl D, Thomsen AC (1973) Treatment of urinary tract infections with a sulphamethoxazole/trimethoprim compound: A controlled, double blind, clinical trial. Scand J Infect Dis 5:55–58
34. Kunin CM (1971) The natural history of recurrent bacteriuria in school girls. In: Kincaid-Smith P, Fairley KF (eds) Renal infection and renal scarring. Mercedes, Melbourne pp 3–23
35. Kunin CM (1975) Long-term therapy of urinary tract infections. Ann Intern Med 83:273–274
36. Kunin CM (1977) Priorities in the prevention of pyelonephritis. Am J Dis Child 131:1281–1282
37. Kunin CM, Southall I, Paquin AJ (1960) Epidemiology of urinary-tract infections. A pilot study of 3057 school children. N Engl J Med 263:817
38. Kunin CM, Deutscher R, Paquin P (1964) Urinary tract infection in school children: An epidemiologic, clinical and laboratory study. Medicine (Baltimore) 43:91
39. Laplante L, Beaudry C (1975) Comparison of ampicillin and trimethoprim-sulfamethoxazole in the short-term treatment of urinary tract infection. Can Med Assoc J 112:7–9
40. Lemieux G (1974) Trimethoprim-sulfamethoxazole compared with sulfamethoxazole in urinary tract infection. Can Med Assoc J 110:910
41. Lincoln K, Lidin-Janson G, Winberg J (1972) Faecal and periurethral flora after oral administration of sulphonamide, nitrofurantoin and nalidixic acid. Acta Paediatr Scand 61:643–647
42. Lindberg U (1975) Asymptomatic bacteriuria in school girls. V. The clinical course and response to treatment. Acta Paediatr Scand 64:718–724
43. Lohr JA, Nunley DH, Howards SS, Ford RF (1977) Prevention of recurrent urinary tract infections in girls. Pediatrics 59:562–565
44. Luengnaruemitchal M, Fennell RS (1977) A comparative short course treatment for bacteriuria in girls with recurrent urinary tract infections with ampicillin, cephalexin, and sulfamethoxazole-trimethoprim. (Abstract) Pediatr Res 11:554
45. Olbing H, Reischauer HC, Kovacs I (1970) Prospektiver Vergleich von Nitrofurantoin und Sulfamethoxydiazin bei der Langzeittherapie von Kindern mit schwerer chronisch-rezidivierender Pyelonephritis. Dtsch med Wochenschr 95:2469–2473
46. Petersen S (1978) Long-term prophylaxis with methenamine hippurate in girls with recurrent urinary tract infections. Acta Paediatr Scand 67:597–599
47. Ronald AR, Boutros P, Mourtada H (1976) Bacteriuria localization and response to single-dose therapy in women. J Am Med Assoc 235:1854–1856
48. Rosin H, Naumann P, Reintjens E, Köhler M (1976) Comparative evaluation of five aminoglycosides for treatment. Int J Clin Pharmacol Biopharm 13:157–167
49. Savage DCL, Howie G, Adler K, Wilson MI (1975) Controlled trial of therapy in covert bacteriuria of childhood. Lancet I:358–361

50. Scheinman JL, Hester DJ, Integlia SS, Harvey CP (1973) Antibiotic treatment of asymptomatic bacteriuria. Am J Dis Child 125:349–352
51. Scherwin J, Holm P (1977) Long-term treatment with sulphamethoxazole/trimethoprim (Bactrim®) and nitrofurantoin in chronic urinary tract infections. A controlled clinical trial. Chemotherapy 23:282–288
52. Senewiratne B, Hettiarachchi J, Senewiratne K (1973) Comparative efficacy of sulphonamide and co-trimoxazole in urinary-tract infections in Ceylon. Lancet II:225–227
53. Smellie JM, Grüneberg RN, Leakey A, Atkin WS (1976) Long-term low-dose co-trimoxazole in prophylaxis of childhood urinary tract infection: Clinical aspects. Br med J II:203–206
54. Smellie JM, Katz G, Grüneberg RN (1978) Controlled trial of prophylactic treatment in childhood urinary-tract infection. Lancet II:175–178
55. Sourander L, Saarimaa H, Arvilommi H (1972) Treatment of sulfonamide-resistant urinary tract infections with a combination of sulfonamide and trimethoprim. Acta med scand 191:1–3
56. Stamey TA, Loudy M, Mihara G (1977) Prophylactic efficacy of nitrofurantoin macrocrystals and trimethoprim-sulfamethoxazole in urinary infections. N Engl J Med 296:780–783
57. Stansfeld J (1975) Duration of treatment for urinary tract infections in children. Br med J III:65–66
58. Tasker PRW, MacGregor GA, de Wardener HE (1975) Use of co-trimoxazole in chronic renal failure. Lancet I:1216
59. Verrier-Jones ER, Meller ST, McLachlan MSF, Sussman M, Asscher AW, Mayon-White RT, Ledingham JGG, Smith JC, Fletcher EWL, Smith EH, Johnston HH, Sleight G (1975) Treatment of bacteriuria in schoolgirls. Kidney Int [Suppl] 8:85–89
60. Vosti KL (1975) Recurrent urinary tract infections. Prevention by prophylactic antibiotics after sexual intercourse. J Am Med Assoc 231.934–940
61. Wientzen RL, McCracken GH jr, Petruska ML, Swinson SG, Kayser B, Hanson LA (1979) Localization and therapy of urinary tract infections of childhood. Pediatrics 63:467–474
62. Winberg IW, Bergström T, Lincoln K, Lidin-Janson G (1973) Treatment trials in urinary tract infection (UTI) with special reference to the effect of antimicrobials on the fecal and periurethral flora. Clin Nephrol 1:142–148
63. Winberg JW, Bollgren I (1976) The periurethral flora – a key to the unknown pathogenesis of recurrent urinary tract infections. In: Kienitz M, Knothe H, Losse H, Naumann P, Schönfeld H (eds) Pyelonephritis. Hahnenklee-Symposion 1976. Roche, Basel, pp 71–80
64. Wren BG (1972) Double-blind trial comparing trimethoprim-sulfamethoxazole (Bactrim) with ampicillin in treating urinary infections. Med J Aust I:261–263
65. Zinner SH, Kass EH (1971) Long-term (10–14 years) follow-up of bacteriuria of pregnancy. N Engl J Med 285:820–824

Praktische Vorschläge für eine risikogerechte antibiotische Therapie und Prophylaxe bei Kindern mit bakterieller Harnwegsinfektion

H. Olbing

Die Heterogenität der Patienten mit bakterieller Harnwegsinfektion macht eine risikoorientierte Klassifikation als Voraussetzung einer individuellen Planung und Durchführung der antibiotischen Therapie und Prophylaxe erforderlich (s. S. 41 ff.). Ein gleichbleibendes Betreuungsschema für alle Patienten würde bei denjenigen mit ohnehin guter Prognose leicht eine Überbehandlung, bei denjenigen mit schlechterer Prognose eine unzureichende Therapie zur Folge haben.

Antibiotische Therapie

Kurative Schubbehandlung

Indikationen

Patienten mit pathologischer Bakteriurie bedürfen einer antibiotischen kurativen Schubbehandlung; Ausnahmen stellen Patienten mit asymptomatischer Bakteriurie und röntgenologisch normalem Harntrakt dar (s. S. 43 f.).

Behandlungsziel

Ziel der kurativen Schubbehandlung ist die Keimeliminierung.

Medikamentenauswahl

Bei schwerkranken Patienten wird man die Behandlung unmittelbar nach der Gewinnung von Harn für die bakteriologischen Untersuchungen aufgrund der zu erwartenden *Trefferquote* beginnen. Diese weist geographische Unterschiede auf, ändert sich mit den Jahren und korreliert mit der Anamnese und den aktuellen Befunden des Patienten; die Tabellen 1 und 2 zeigen das Erregerspektrum und die Trefferquoten der in Betracht kommenden wichtigsten Antibiotika für die in den letzten Jahren in unserer Klinik betreuten Kinder mit verschiedenen Formen von Harnwegsinfektionen. Nach dem Bekanntwerden des Resistogramms sollte die nach der zu erwartenden Trefferquote begonnene Therapie geändert werden, sofern der Erreger in vitro gegenüber dem eingesetzten Antibiotikum nicht optimal empfindlich ist. Falls der Zustand des Patienten keine sofortige Behandlung erforderlich macht, kann man mit dem Behandlungsbeginn bis zum Bekanntwerden des *Resistogramms* warten.

In der Regel ist der Erreger einer Harnwegsinfektion in vitro gegenüber mehreren

Tabelle 1. Erregerspektrum bei Kindern mit verschiedenen Formen von Harnwegsinfektion. Universitätskinderklinik Essen 1970–1976 (aus Diss. C. U. Sprick, Essen 1980)

	Alle Schübe	Pyelonephritis	Kein Beweis für Pyelonephritis, Röntgenbefunde normal	Vesikoureterorenaler Reflux	Myelomeningozele	Andere Fehlbildungen	Harnkonkremente	Nach urologischen Operationen
Anzahl Schübe	500	53	122	40	47	144	20	74
Escheria coli	49%	70%	62%	60%	26%	51%	30%	27%
Proteus	16%	10%	14%	18%	28%	13%	50%	11%
Pseudomonas aeruginosa	10%	2%	1%	8%	26%	8%	5%	30%
Klebsiella - Enterobacter	8%	6%	7%	13%	6%	8%	11%	12%
Enterokokken	8%	11%	8%	3%	4%	8%	5%	8%
Mischinfektionen	5%	2%	3%	3%	4%	11%	0%	5%
seltene	3%	0%	6%	0%	6%	1%	0%	7%

Tabelle 2. Trefferquoten der wichtigsten Antibiotika gegenüber den Erregern der 1970–1976 in der Universitätskinderklinik Essen diagnostizierten Harnwegsinfektionen (nur Monokulturen berücksichtigt). (Aus der Dissertation von C. U. Sprick, Essen 1980)

Antibiotikum	Resistogramme Anzahl Unters.	Gut wirksam Anzahl	(%)	Wirkstoffmenge (µg)
Ampicillin	472	256	54	20
Cephalothin	468	293	63	25
Co-Trimoxazol	454	360	79	{ 1,25 / 23,75
Gentamycin	121	98	81	10
Nalidixinsäure	472	350	74	30
Nitrofurantoin	473	314	66	100
Sulfanilamide	84	36	43	800

Antibiotika gut empfindlich. In solchen Fällen müssen bei der Medikamentenauswahl folgende Gesichtspunkte berücksichtigt werden:

1. In der Regel verdienen Antibiotika mit oraler *Applikationsmöglichkeit* den Vorzug vor parenteral zu applizierenden.

2. Der *Sitz der Infektion* ist zu berücksichtigen. Bei Patienten mit Pyelonephritis und mit Befall tiefer Gewebsschichten in den ableitenden Harnwegen verdienen Antibiotika mit hohen Konzentrationen in Blut und Gewebe (z.B. Ampicilline, Cephalosporine, Co-Trimoxazol, Sulfonamide) den Vorzug gegenüber solchen, die nur im Harn hohe Konzentrationen erreichen (z.B. Nalidixinsäure und Nitrofurantoin). Bei welchen Befundkonstellationen mit einer Pyelonephritis bzw. mit einem Befall tiefer Gewebsschichten in den ableitenden Harnwegen gerechnet werden muß, ist auf S. 45 ausführlich dargelegt.

3. *Risikofaktoren,* welche unabhängig von weiteren Befunden den Einsatz gut ge-

webegängiger Antibiotika erforderlich machen, sind Harnstauungen, angeborene und erworbene Nierenparenchymläsionen, Niereninsuffizienz.

4. Die sicherste Information über die mit verschiedenen Antibiotika zu erzielenden Erfolge sind die Ergebnisse vergleichender *klinischer Studien*. Ein Überblick über die bisher publizierten vergleichenden therapeutischen Studien bei bakterieller Harnwegsinfektion findet sich auf S. 93ff. dieser Monographie.

5. Die *Verträglichkeit* der für die Behandlung von Harnwegsinfektionen in Betracht kommenden Antibiotika weist große Unterschiede auf. Aminoglykoside sind von einer bestimmten Gewebekonzentration und Gesamtdosis an oto- und nephrotoxisch. Nitrofurantoin führt bei ungefähr 10% der Patienten zu Appetitlosigkeit und Nausea.

6. Die *exkretorische Nierenfunktion* beeinflußt den Therapieeffekt und die Verträglichkeit nierengängiger Antibiotika [8, 12]. Sulfonamide, Nalidixinsäure und Nitrofurantoin sollten bei eingeschränkter exkretorischer Nierenfunktion möglichst nicht verabreicht werden. Für die anderen Antibiotika gibt die Kreatinin-Clearance eine gute Orientierung über die zur Verhütung unerwünschter Wirkungen ratsame Dosisreduktion (s. Tabelle 3). Bei den Aminoglykosiden geben Spiegelbestimmungen

Tabelle 3. Dosierungsvorschläge für die wichtigsten Antibiotika bei eingeschränkter Nierenfunktion. (Nach Simon u. Stille: Antibiotikatherapie in Klinik und Praxis; Stuttgart 1979)

	Dosierungsintervall (h) bei Kreatinin-Clearance (ml/min)			
	> 80	80–50	50–10	< 10
Ampicillin	6	8	12	24
Cephalexin	6	6	8	24–28
Gentamycin	8	12	18–24	48
	Tagesdosis bei Kreatinin-Clearance (ml/min)			
	> 30	30	< 15	
Co-Trimoxazol	normal	halbieren	nicht einsetzen	
Nalidixinsäure, Nitrofurantoin, Sulfanilamide	Bei Niereninsuffizienz nicht einsetzen!			

die Möglichkeit der Dosisreduktion zur Vermeidung toxischer Folgen einer unerwünscht hohen Konzentration in Blut und Gewebe, nicht aber eines Absinkens der Harnkonzentration unter den wirksamen Bereich.

Zusammenfassend kann unter der Voraussetzung guter Wirksamkeit bei der Resistenzbestimmung Co-Trimoxazol derzeit als Mittel der ersten Wahl eingestuft werden. Nitrofurantoin sollte ausschließlich bei Patienten ohne Hinweise auf Pyelonephritis, ohne Störungen des Harntransports und mit normaler exkretorischer Nierenfunktion eingesetzt werden; bei Verschlechterung des Appetits oder beim Auftreten von Übelkeit sollte auf ein anderes Antibiotikum umgesetzt werden. Ampicilline, oral applizierbare Cephalosporine und Sulfonamide sind ebenfalls Mittel der zweiten Wahl. Bei Pseudomonas aeruginosa verdient Azlocillin heute den ersten Platz; bei unbefriedigendem Ergebnis des Resistogramms treten Ticarcillin oder Aminoglykoside an seine Stelle.

Behandlungsdauer

Bei Patienten ohne Hinweise auf eine Pyelonephritis oder einen Befall tiefer Gewebsschichten in den ableitenden Harnwegen ist eine drei bis vier Tage lange Behandlung ausreichend [7,21]; ob die von verschiedenen Autoren bei derartigen Patienten erprobte Behandlung mit nur einer einzigen Medikamentendosis sich auf die Dauer bewährt, bleibt abzuwarten [6,10,16]. Bei Patienten mit Hinweisen auf Pyelonephritis oder auf Befall tiefer Gewebsschichten in den ableitenden Harnwegen sollte 7–10 Tage lang behandelt werden.

Kontrolluntersuchungen

Bei ausreichender Wirksamkeit des eingesetzten Antibiotikums verschwindet Fieber innerhalb von ungefähr zwei Tagen; bei länger persistierendem Fieber ist die eingeschlagene Behandlung zu überprüfen. Umgekehrt ist eine Normalisierung der Körpertemperatur keine Gewähr für einen optimalen Therapieeffekt. Harnuntersuchungen, vor allem die Überprüfung der Bakterienmenge im Harn, sind unerläßlich [13,15]. Bei gutem Effekt des eingesetzten Antibiotikums ist der Harn innerhalb von 1, höchstens 2 Behandlungstagen steril. Die Leukozytenmenge im Harn wird bei wirksamer Behandlung innerhalb 1 Woche normal. Nach Behandlungsende sind die Kontrolluntersuchungen des Harns fortzusetzen, um Relapse und frühe Reinfektionen rechtzeitig zu erfassen. Wir empfehlen, die erste Kontrolle 4 Tage nach Behandlungsende durchzuführen und den Harn anschließend im 1. Vierteljahr alle 4 Wochen, danach bis zum Ende des 1. Jahres alle 3 Monate zu untersuchen.

Bei Kindern mit häufigen Rezidiven kann zur Differenzierung zwischen Reinfektionen und Relapsen eine Keimtypisierung hilfreich sein, z. B. eine serologische Typisierung von E. coli. Bei Wiederauftreten der ursprünglichen Erreger wird man eine erneute, noch intensivere kurative Schubbehandlung versuchen (z. B. Dosissteigerung bei nicht toxischen Medikamenten, Verlängerung der Behandlungsdauer, Kombination mehrerer Antibiotika). Bei Kindern mit rezidivierenden Harnwegsinfektionen überwiegen Reinfektionen gegenüber Relapsen im Verhältnis 9:1.

Suppressionsbehandlung

Bei manchen Patienten verhindern die anatomischen Verhältnisse eine dauerhafte Keimeliminierung; Beispiele hierfür sind Kinder mit infizierten Harnkonkrementen, mit Harnstauungen oder mit Dauerkatheter in den Harnwegen. In solchen Fällen muß man sich vielfach damit begnügen, durch eine Suppressionsbehandlung den Allgemeinzustand des Patienten zu bessern und Gefahren für ihn weitgehend auszuschalten. Vor allem für eine Suppressionstherapie ist die Vermeidung unerwünschter Medikamentenwirkungen durch Auswahl gut verträglicher Antibiotika und durch Dosisbeschränkung zu fordern. Wenn der einen kurativen Behandlungserfolg vereitelnde Faktor beseitigt ist, z. B. nach operativer Entfernung von infizierten Steinen oder Harnstauungen oder nach Beendigung einer Katheterbehandlung, wird die Suppressionsbehandlung durch eine kurative Schubbehandlung ersetzt.

Reinfektionsprophylaxe

Ziel

Bei den weiter unten aufgeführten Patienten bedeutet jede Reinfektion der Harnwege das Risiko von Schädigungen des Nierenparenchyms und damit die Gefahr einer Niereninsuffizienz und einer Hypertonie. Andere Patienten machen ohne Antibiotika in sehr kurzen Abständen immer wieder außerordentlich schmerzhafte Schübe von Zystourethritis durch. In derartigen Fällen kann die Gefährdung bzw. Belästigung des Patienten durch eine antibiotische Reinfektionsprophylaxe erheblich vermindert werden (s. S. 101 ff.). Voraussetzung für eine Reinfektionsprophylaxe ist die vorherige Keimeliminierung durch eine erfolgreiche kurative Schubbehandlung. Da Reinfektionen so gut wie immer durch Keimaszension in den Harnwegen zustandekommen, sind Antibiotika mit hohen Harnkonzentrationen für die Reinfektionsprophylaxe besonders geeignet. Weil als mögliche Erreger von Reinfektionen ein sehr breites Spektrum verschiedener Bakterien in Betracht kommt, verdienen breitwirksame Antibiotika den Vorzug; eine gezielte Prophylaxe gibt es bei Harnwegsinfektionen nicht. Da die Prophylaxe zumindest mehrere Monate lang durchgeführt werden muß, kommen nur Medikamente mit leichter Applikationsmöglichkeit und guter Verträglichkeit in Betracht.

Indikationen

Patienten mit besonderer Gefahr der Nierenparenchymschädigung

Bei persistierendem *vesikoureteralem Reflux* bedeutet jedes Rezidiv einer Harnwegsinfektion die Gefahr einer Pyelonephritis mit dem Risiko einer Nierenparenchymschädigung. Daher ist bei Patienten mit persistierendem Reflux und vorausgegangener Harnwegsinfektion eine antibiotische Reinfektionsprophylaxe indiziert.

Unabhängig vom Vorhandensein oder Fehlen eines Refluxes bedeuten *rezidivierende Pyelonephritiden* eine Gefahr für den Patienten. Daher ist bei Kindern, die mehrere Schübe einer Pyelonephritis durchgemacht haben, ohne Vorhandensein eines vesikoureteralen Refluxes eine Reinfektionsprophylaxe sinnvoll.

Patienten mit besonders starker Belästigung

Manche Mädchen erleiden schon wenige Tage nach Absetzen einer kurativen antibiotischen Schubbehandlung eine neue, sehr schmerzhafte Zystourethritis; ein erheblicher Teil von ihnen zeigt röntgenologisch an den Harnwegen und den Nieren keine pathologischen Befunde. Obschon Rezidive bei diesen Patienten keine Gefahr für das Nierenparenchym darstellen, kann die sehr starke Belästigung durch die zu erwartende Zystourethritis bei ihnen eine antibiotische Reinfektionsprophylaxe rechtfertigen.

Medikamentenauswahl

Das Resistogramm der Erreger vorausgegangener Schübe ist bei der Medikamentenauswahl für eine Reinfektionsprophylaxe wertlos. Nach den Ergebnissen der bisher vorliegenden vergleichenden Studien haben sich Co-Trimoxazol und Nitrofurantoin am besten bewährt (s. S. 101 ff.) [5, 18–20]. In geringerem Ausmaß sind außer den meisten anderen zur Schubbehandlung in Betracht kommenden Antibiotika die Nalidixinsäure und Methenaminsalze [14] geeignet. Bei Patienten mit Niereninsuffizienz ist Nitrofurantoin nicht ausreichend wirksam und mit einer erhöhten Gefahr toxischer Schädigungen belastet.

Dosierung

Die geringste noch ausreichend prophylaktisch wirksame Dosis scheint 1 mg Nitrofurantoin pro kg täglich bzw. 1 mg TMP + 5 mg SMZ pro kg täglich zu sein (Olbing, unveröffentlichte Befunde). Wenn bei dieser Dosierung weitere Reinfektionen auftreten, kann die Dosis bis zu 2mal verdoppelt werden.

Kontrolluntersuchungen

Auch bei Patienten mit einer antibiotischen Reinfektionsprophylaxe kommen Reinfektionen vor. Diese können asymptomatisch ablaufen. Zur rechtzeitigen Erfassung derartiger Versager sind Kontrolluntersuchungen des Harns, vor allen Dingen bakteriologische Kontrolluntersuchungen in vorher festgelegten Abständen erforderlich. Wir überprüfen den Harn im 1. Vierteljahr alle 4 Wochen und später alle 3 Monate. Das zur Prophylaxe verordnete Antibiotikum muß vor den Kontrolluntersuchungen kontinuierlich weiter verabreicht werden.

Zuverlässigkeit der Medikamenteneinnahme (Compliance)

Gerade bei Patienten ohne subjektive Symptome muß damit gerechnet werden, daß sie die regelmäßige Medikamenteneinnahme entweder vergessen oder aber bewußt unterlassen. Eine zuverlässige und regelmäßige Medikamenteneinnahme setzt eine eindringliche Aufklärung des Patienten über die Notwendigkeit dieser Maßnahme voraus. Wahrscheinlich spielt auch die Bekömmlichkeit des verordneten Medikaments eine Rolle. Mit Co-Trimoxazol wurden zuverlässigere Medikamenteneinnahmen erzielt als mit Nitrofurantoin [3, 18]. Eine Überprüfung der Medikamenteneinnahme durch Untersuchung des Harns auf antibakteriell wirksame Substanzen oder auf einen dem Medikament zugesetzten tracer bedeutet einen für die Routinebetreuung nicht tragbaren Arbeitsaufwand.

Prophylaxedauer

Zuverlässige Daten über die optimale Dauer einer antibiotischen Reinfektionsprophylaxe gibt es bisher nicht. Bei Patienten mit persistierendem Reflux scheint es sinnvoll zu sein, die Prophylaxe bis zum Ende der besonders gefährdeten Lebensphase mit dem raschesten Nierenwachstum fortzusetzen; besonders gefährdet dürften die ersten 4 bis 5 Lebensjahre sein. Bei Patienten mit anderen Indikationen sollte man die Reinfektionsprophylaxe nach 6 oder 12 Monaten versuchsweise beenden und weitere Maßnahmen vom Ergebnis regelmäßiger Kontrolluntersuchungen abhängig machen.

Verzicht auf Therapie und Prophylaxe mit Antibiotika

Von 3 verschiedenen Zentren sind in den letzten Jahren Berichte über eine jetzt bis zu 5 Jahre lange Beobachtung von unbehandelten Kindern mit sogenannter asymptomatischer Bakteriurie vorgelegt worden [2, 11, 17].

Diese Berichte wurden von mancher Seite als Argument für weitgehenden Verzicht auf Antibiotika bei Kindern mit sog. asymptomatischer Bakteriurie zitiert. Die Zahl der bisher in diesen Studien beobachteten Patienten und die Beobachtungsdauer sind noch zu gering, um allgemeine Empfehlungen zu rechtfertigen. Weitere umfangreiche Studien mit jahrelanger Beobachtungszeit sind dringend erforderlich. Vor allem ist es beim derzeitigen Erfahrungsstand notwendig, den Begriff der asymptomatischen Bakteriurie sehr streng zu handhaben. Er scheint mir nur erlaubt zu sein bei Patienten, deren Allgemeinbefinden, Körpertemperatur, Blutkörperchensenkungsgeschwindigkeit, Blutbild und Röntgenbefunde an den Harnwegen völlig normal sind. Nur Patienten mit einer nach diesen strengen Kriterien asymptomatischen Bakteriurie scheinen nach dem derzeitigen Wissensstand trotz jeglichen Verzichts auf antibiotische Therapie oder Prophylaxe nicht gefährdet zu sein. Soweit sich bei ihnen subjektive oder objektive Symptome einstellen, sollten sie vorsichtshalber behandelt werden. Damit ein Umschlag einer bisher asymptomatischen Form in eine Krankheit mit subjektivem Wohlbefinden, aber objektiv nachweisbaren Symptomen nicht übersehen oder erst zu spät bemerkt wird, sind gerade bei solchen Patienten kurzfristige Kontrolluntersuchungen und eine ausführliche und eindringliche Beratung über subjektive Symptome, bei denen sofort der Arzt aufzusuchen ist, unerläßlich.

Harnwegsinfektionen bei Kindern sind nur in einem kleinen Teil der Fälle gefährlich und bei der Mehrzahl der Fälle lästig. Bei Kindern mit asymptomatischer Bakteriurie und normalen Röntgenbefunden an Nieren und Harnwegen scheint es sich sogar nur um eine völlig harmlose Ausdehnung der normalerweise auf die distale Urethra beschränkten physiologischen Keimbesiedlung bis in die Harnblase zu handeln. Die ärztliche Betreuung dieser verschiedenen Formen von Harnwegsinfektion muß dem Risiko des einzelnen Patienten maßgeschneidert angepaßt werden. Wahrscheinlich werden die nächsten Jahre eine weitere Verbesserung der Möglichkeiten einer risikoorientierten Anpassung der Therapie an den Einzelfall bringen.

Literatur

1. Asscher AW (1976) Prophylaxis of urinary tract infection (U.T.I.) Mitt Klin Nephrol 5:3
2. Cardiff-Oxford Bacteriuria Study Group (1978) Sequelae of covert bacteriuria in schoolgirls. A four-year follow-up study. Lancet I:889
3. Daschner F, Marget W (1975) Treatment of recurrent urinary tract infection in children. II. Compliance of parents and children with antibiotic therapy regimen. Acta Paediatr Scand 64:105
4. Daschner F, Gericke L, Marget W (1974) Therapie chronischer Harnwegsinfektionen im Kindesalter. III. Bedeutung von Bakterizidie-Bakteriostase und Serum- bzw. Urinspiegeln verschiedener Chemotherapeutika. Med Klin 69:1802
5. Edwards D, Normand ICS, Prescod N, Smellie JM (1977) Disappearance of vesicoureteric reflux during longterm prophylaxis of urinary tract infection in children. Br Med J II:285
6. Fang LST, Tolkoff-Rubin NE, Rubin RH (1978) Efficacy of single-dose and conventional amoxicillin therapy in urinary-tract infection localized by the antibody-coated bacteria technic. N Engl J Med 298:413

7. Girardet P, Godard C (1977) Pédiatrie ambulatoire: le traitement de trois jours de l'infection des voies urinaires (IVU) non obstructive chez la fillette (première estimation). Rev med Suisse romande 97:609
8. Höffler D (1976) Antibiotikatherapie bei Niereninsuffizienz. Dtsch med Wochenschr 101:829
9. Jodal U, Hanson LA (1976) Sequential determination of C-reactive protein in acute childhood pyelonephritis. Acta Paediatr Scand 65:319
10. Källenius G, Windberg J (1979) Urinary tract infections treated with single dose of short-acting sulphonamide. Brit med J I:1175–1176
11. Lindberg U, Claesson I, Hanson LA, Jodal U (1978) Asymptomatic bacteriuria in schoolgirls. VIII. Clinical course during a 3-year follow-up. J Pediatr 92:194
12. Mertz DP (1977) Pharmakotherapie bei Niereninsuffizienz, Therapiefibel für Klinik und Praxis, Boehringer, Mannheim
13. Olbing H (1979) Harnwegsinfektionen bei Kindern und Jugendlichen. 2. Aufl. Thieme, Stuttgart
14. Petersen S (1978) Long-term prophylaxis with methenamine hippurate in girls with recurrent urinary tract infections. Acta Paediatr Scand 67:597
15. Prát V, Bohuslav V, Hatala M (1979) Daily bacteriological examination of urine during antimicrobial treatment of urinary tract infections.Int Urol Nephrol 11:3
16. Ronald AR, Boutros P, Mourtada H (1976) Bacteriuria localization and response to single-dose therapy in women. JAMA 235:1854
17. Savage DCL, Howie G, Adler K, Wilson MT (1975) Controlled trial of therapy in covert bacteriuria of childhood. Lancet I:358
18. Smellie JM, Grüneberg RN, Leakey A, Atkin WS (1976) Long-term low-dose co-trimoxazole in prophylaxis of childhood urinary tract infection: Clinical aspects. Br Med J 2:203
19. Smellie JM, Katz G, Grüneberg RN (1978) Controlled trial of prophylactic treatment in childhood urinary-tract infection. Lancet II:175
20. Stamey TA, Condy M, Mihara G (1977) Prophylactic efficacy of nitrofurantoin macrocrystals and trimethoprim-sulfamethoxazole in urinary infections. Biologic effects on the vaginal and rectal flora. N Engl J Med 296:780
21. Wientzen RL, McCracken GH Jr, Petruska ML, Swinson SG, Kaijser B, Hanson LA (1979) Localization and therapy of urinary tract infections of childhood. Pediatrics 63:467

Immunologische Grundlagen

Zur Pathogenese der Pyelonephritis

H. Schulte-Wissermann

Der ursächliche Zusammenhang zwischen bakterieller Infektion und chronischen pathologischen Nierenveränderungen steht außer Zweifel. Übereinstimmung besteht, daß ein Reflux die Entstehung einer Harnwegsinfektion und die Ausbildung pyelonephritischer Narben begünstigt [24, 25, 29]. Einige Autoren aber wie Bailey [1], Rolleston u. Mitarb. [22] oder Hodson u. Wilson [11] und Hodson u. Mitarb. [12] haben berichtet, daß auch ein steriler (intrarenaler) Reflux zu entzündlichen interstitiellen Infiltraten und zu sogenannten pyelonephritischen Narben führen kann. Auf der anderen Seite erzeugt nicht jeder Harnwegsinfekt, wie wir vor allem durch Untersuchungen von Hanson et al. wissen, klinische Symptome, geschweige Veränderungen im Sinne einer chronischen Pyelonephritis. Bis heute ist nicht eindeutig geklärt, warum viele Patienten auch in Abwesenheit von Harntransportstörungen wiederholte Episoden von Harnwegsinfektionen durchmachen.

Für den unterschiedlichen Verlauf der Harnwegsinfektionen können offenbar zahlreiche Ursachen verantwortlich gemacht werden. Abgesehen von der negativen Wirkung einer Harntransportstörung mögen generell jedoch das Erscheinungsbild, der Verlauf und die Prognose der Harnwegsinfektion von 2 Faktoren beeinflußt werden, nämlich einmal von der Eigenschaft, d. h. der Virulenz des eingedrungenen Bakteriums, zum anderen von der Ausbildung und Stärke der Immunantwort des Patienten.

Die Bakterien, die Harnwegsinfektionen verursachen, sind fast ausschließlich gram-negative Keime. In ⅔ aller Fälle gehören sie zu den Bakterien der Coli-Gruppe [23]. Diese (gram-negativen) Keime besitzen in typischer Weise einen mehrschichtigen Aufbau ihrer äußeren Umhüllung (Abb. 1). Der zytoplasmatischen inneren Membran folgen nach außen die Mureinschicht, die äußere Membran als typische Phospholipid-Doppelschicht und die Zellkapsel. Die beiden äußeren Schichten beherber-

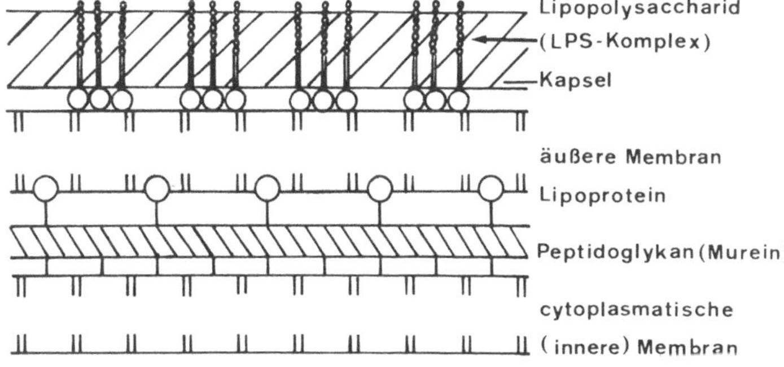

Abb. 1. Mehrschichtiger Aufbau der äußeren Umhüllung bei Bakterien der Coli-Gruppe

gen die bekannten O- oder Körperantigene bzw. K- oder Kapselantigene als immunogen wirkende Strukturen. Über die Oberfläche ragen Geißeln hinaus, die für die Fortbewegung der Keime verantwortlich sind und die sog. H–Antigene tragen. Darüber hinaus besitzen die Keime der Coli-Gruppe kleine, ebenfalls über die Oberfläche hinausragende Härchen, die sog. Pili, mit deren Hilfe die Bakterien offenbar am Endo- bzw. Urothel anhaften und ihre schädigende Wirkung vermitteln können. Die äußere Membran enthält als wesentlichen Bestandteil mosaikartig den sog. Lipopolysaccharidkomplex. Polysaccharidketten, die aus sich wiederholenden Oligosaccharideinheiten aufgebaut sind, überragen als Filamente die äußere Schicht und stellen die für jeden Bakterienstamm spezifischen O–Antigene dar. Die Ketten sind an einer Basalstruktur verankert, die aus Polysacchariden, Lipiden sowie Phosphatbrücken besteht und als Lipid A bezeichnet wird. Diese Struktur verleiht dem Komplex seine toxische Wirkung (Endotoxin): Reaktionen wie lokale Entzündung oder septischer Schock werden durch den Komplex ausgelöst. Die toxische Wirkung beruht offenbar auf der Fähigkeit des Lipid A, den Hageman-Faktor, die Fibrinolyse und das Komplementsystem auch ohne Antikörper zu aktivieren [4]. Coli-Bakterien können also einmal als Antigen, d. h. immunisierend wirken, zum anderen aber auch durch ihr Endotoxin direkt gewebsschädigend.

Vergleicht man die Charakteristika von E. Coli-Bakterien, so fallen signifikante Unterschiede zwischen den Stämmen auf, die von Kindern mit akuter Pyelonephritis bzw. asymptomatischer Bakteriurie gewonnen werden. Coli-Bakterien, die Symptome hervorrufen, gehören viel öfter zu bestimmten O–Antigen-Gruppen, so z. B. 01, 02, 04, 06, 07 und 018. Am häufigsten werden sie bei symptomatischer Pyelonephritis gefunden und zunehmend seltener bei Zystitis, asymptomatischer Bakteriurie und im Stuhl [7]. Entsprechend kann man gewisse K–Antigene, z. B. K 1 und K 12, signifikant häufiger bei klinisch manifester Pyelonephritis antreffen. Kapsel- d. h. K–Antigene sind wahrscheinlich für die Virulenz der Erreger hauptverantwortlich [6, 14, 18]. Kaijser beschrieb, daß Erreger, die eine Pyelonephritis auslösen, signifikant mehr K–Antigene besitzen als Stämme aus dem Stuhl. Solche Stämme sind stärker resistent gegen bakterizide Serumfaktoren, aktivieren weniger Komplement und sind resistent gegenüber Phagozytose durch Granulozyten [5]. Offenbar sind hochpathogene Keime in der Lage, die Abwehrfunktionen der Granulozyten in einer bisher nicht eindeutig geklärten Weise zu hemmen [16, 20]. Darüber hinaus wird meist eine signifikante Antikörperantwort gegen K–Antigene vermißt [26]. Nach den Untersuchungen von Ørskov [21] sind diese Hemmeffekte offenbar auf die starke negative Ladung der K– (und auch zum Teil O–)Antigene zurückzuführen, d. h. es besteht eine enge Korrelation zwischen der Pathogenität des Erregers und dem Vorliegen stärker negativ geladener Antigenstrukturen. (Diese Beziehung zwischen K 1–Antigen und Pathogenität wurde allerdings von Björkstén [2] bei Colimeningitis nicht gefunden).

Schließlich mag die Fähigkeit von Keimen, an Endothelzellen zu haften, einen Virulenzfaktor darstellen [3]. Keime von Pyelonephritis-Patienten besitzen eine wesentlich bessere Adhärenz zum Uroepithel als Keime von Patienten mit asymptomatischen Harnwegsinfektionen. Spezifische Antikörper gegen den Erreger können diese Adhärenz unterbinden.

Während die bisher aufgezählten Virulenzfaktoren offenbar die Entstehung und die Aktivität der Harnwegsinfektion begünstigen, muß die hohe Rezidivrate von Harnwegsinfekten, einschließlich von asymptomatischen Bakteriurien, durch Störungen der Abwehrmechanismen des Patienten erklärt werden, vor allem dann, wenn keine Harntransportstörung vorliegt. Generell stehen 4 verschiedene Abwehrsysteme gegen bakterielle Erreger zur Verfügung: die spezifische (Antikörper) und die unspezifische humorale Abwehr (vor allem Komplement), sowie die spezifische (T-Lymphozyten) und unspezifische zelluläre Abwehr (Granulozyten, Monozyten). Diese Teilgebiete der Abwehr stehen jedoch nicht isoliert nebeneinander, sondern wirken zusammen und potenzieren sich. So können Antikörper gegen ein bestimmtes Bakterium erst dann zur vollen Wirkung kommen, wenn diese zusätzlich Komplement aktivieren. Granulozyten phagozytieren in deutlich besserem Maße eingedrungene Bakterien, wenn diese mit Antikörpern besetzt sind. Schließlich werden Antikörper meist nur gebildet, wenn eine bestimmte Subpopulation der thymusabhängigen Lymphozyten dabei hilft.

Das Zusammenspiel der einzelnen Abwehrsysteme ist in Abb. 2 dargestellt. Aus dem Knochenmark stammen 2 Arten von Lymphozyten, zum einen die sog. B-Lymphozyten (B), zum anderen die thymusabhängigen T-Lymphozyten. Diesen beiden Lymphozytenarten sind unterschiedliche Funktionen zugeordnet. Die B-Lymphozyten wandeln sich bei Antigenkontakt in Plasmazellen (PLZ) um und sind dann der Syntheseort für die Antikörper. Die T-Lymphozyten sind verantwortlich für bekann-

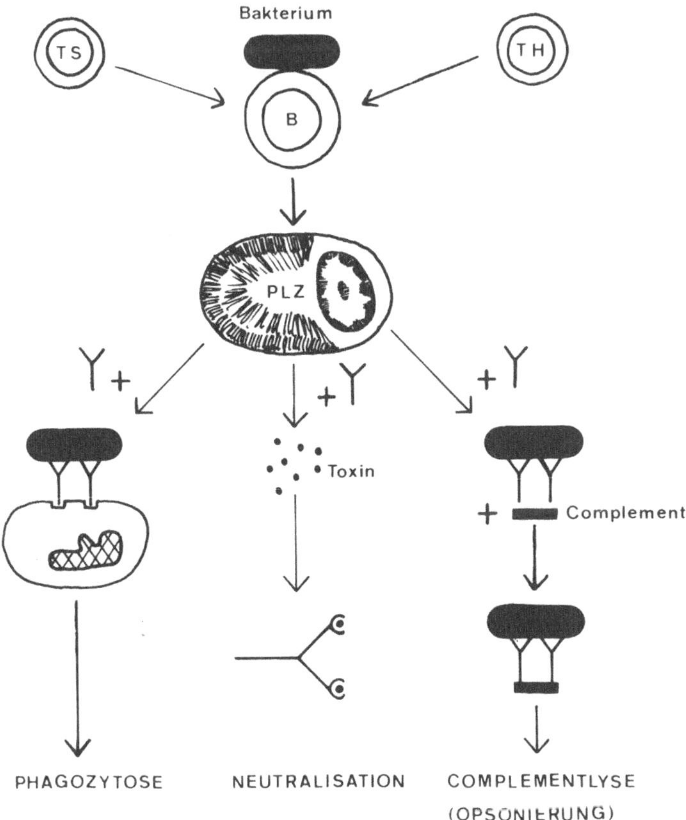

Abb. 2. Zusammenspiel der Abwehrsysteme (Erklärung s. Text)

te Reaktionen wie die Transplantatabstoßung oder die verzögerte Reaktion vom Tuberkulintyp. Zu ihnen gehören aber noch 2 wichtige Subpopulationen, nämlich die sog. Helferzellen (TH) und Suppressorzellen (TS), die Einfluß auf die B–Zellen nehmen und die Antikörpersynthese modulieren: durch Kooperation mit den Helferzellen wird die Antikörperproduktion induziert; überwiegt der Suppressorzelleinfluß, wird die humorale Immunantwort trotz Antigenerkennung unterdrückt.

Nach erfolgter Produktion setzt sich der spezifisch gegen das Bakterium gerichtete Antikörper auf der Oberfläche des Erregers fest und kann nun über einen bestimmten Strukturanteil (Fc–Stück) Phagozyten aktivieren, die dabei den gesamten Antigen-Antikörper-Komplex durch Phagozytose und enzymatische Verdauung eliminieren. Zum anderen kann der Antigen-Antikörper-Komplex ein im Serum befindliches System, nämlich das Komplementsystem (C), das ähnlich wie das Gerinnungssystem aus zahlreichen Faktoren aufgebaut ist, aktivieren mit dem Resultat der Bakteriolyse bzw. Verbesserung der Phagozytose. Schließlich können vom Bakterium freigesetzte und oben bereits besprochene Endotoxine aus der Bakterienwand durch die Antikörper direkt neutralisiert und damit ihre toxische Wirkung aufgehoben werden.

Die Entstehung bzw. das Rezidiv einer Harnwegsinfektion wird begünstigt, wenn mindestens einer der zur Abwehr bereitstehenden Teilbereiche in seiner Funktion behindert wird, sei es auf Grund primärer Funktionsanomalien oder sekundär durch Einwirkung des Keimes selbst auf die Infektabwehr. Im Mittelpunkt der erfolgreichen Abwehr steht die ausreichende Antikörperproduktion gegen das eingedrungene Bakterium. Ein recht guter Schutz wird erreicht, wenn Antikörper gegen O–Antigene vorhanden sind. Diese werden offensichtlich lokal im Harntrakt, aber auch systemisch gebildet. Die im Serum vor allem mit der passiven Hämagglutinationstechnik nachweisbaren Titer können jedoch auch diagnostisch verwertet werden, d. h. Titeranstiege über 1:128 zeigen i. allg. eine Niereninfektion an [15]. Antikörper gegen K–Antigene sind nur unregelmäßig nachweisbar. Nach Hanson [9] scheinen vor allem Stämme mit K 1–Antigen keine Antikörper zu induzieren, obwohl die Patienten zu den O–Antigenen eine Antikörperantwort aufweisen. Offensichtlich besteht in vielen Fällen Toleranz gegen dieses K–Antigen. Sind jedoch Antikörper gegen K–Antigene vorhanden, so besitzen sie einen guten Schutzeffekt. Dieses konnte in tierexperimentellen Untersuchungen an Ratten bestätigt werden (Hanson u. Mitarb., s. S. 129 dieser Monographie). Darüber hinaus mögen Antikörper verschiedener Klassen gegen Bakterien-Pili, wenn sie im Urin vorhanden sind, dem Patienten einen gewissen Schutz verleihen, da diese die Adhärenz zum Uroepithel und damit den ersten Schritt zur Pyelonephritis verhindern [9].

Besonders interessant erscheint, daß bei Pyelonephritis-Patienten auch Autoimmunphänomene nachweisbar sind. Losse u. Mitarb. [17] fanden Antikörper, die gegen ein Antigen gerichtet waren, das in Nierenepithel- und Leberepithelzellen zu finden ist. Hodson u. Mitarb. [12] sowie Hanson u. Mitarb. [8] haben sowohl im Tierexperiment als auch in Patienten mit Reflux und Pyelonephritis Serumantikörper gegen ein Glykoprotein, das sog. Tamm-Horsfall-Protein, gefunden. Die Funktion des Glykoproteins ist bisher unbekannt. Es kann normalerweise nicht antigen wirken, da es aufgrund seiner Lokalisation innerhalb der distalen Tubuluszellen dem Immunsystem nicht ausgesetzt ist. Werden jedoch die Tubulusepithelzellen zerstört, so wird das Tamm-Horsfall-Antigen frei und für eine Immunreaktion zugänglich. Hoyer [13] konnte in Ratten mit Injektionen von Tamm-Horsfall-Protein eine interstitielle Nephritis erzeugen. Nach Hanson [8] mag für die Immunantwort gegen Tamm-Horsfall-Protein eine Kreuzreaktion zwischen bestimmten E. coli-Stämmen und dem körpereigenen Protein verantwortlich sein. Diese Reaktion verstärkt offenbar die interstitielle Nephritis und begünstigt die Ausbildung von Narben. Möglich scheint aber auch, daß Tubulusschädigungen auch ohne begleitende bakterielle Infektion – z. B. hervorgerufen durch einen intrarenalen Reflux – zur Freisetzung von Tamm-Horsfall-Protein, zur Immunisierung gegen dieses Antigen und damit zur interstitiellen Nephritis führen.

Die bisher bekannten Erkenntnisse zur Entstehung einer bakteriellen Harnwegsinfektion sind in den 3 anschließenden Abbildungen schematisch zusammengefaßt. Abbildung 3 zeigt, daß toxische Determinanten (Lipid A) des Bakteriums Einfluß auf

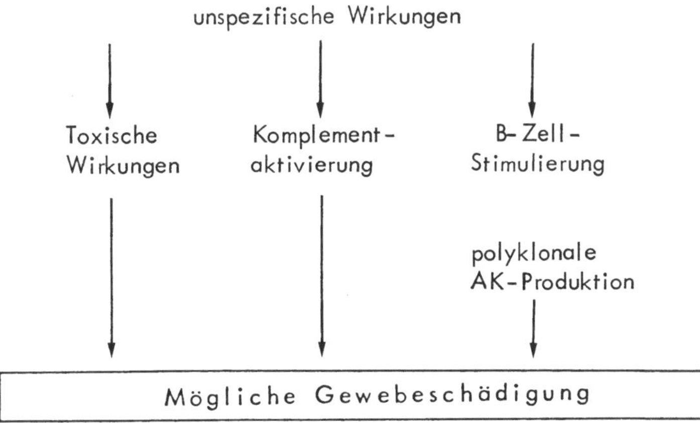

Abb. 3. Einflußnahme toxischer Determinanten auf Entstehung und Verlauf der Infektion

die Entstehung und den Verlauf der Infektion nehmen. Eine Gewebsschädigung mag durch direkte toxische Wirkung der Endotoxine oder durch Komplementaktivierung ohne Zuhilfenahme von Antikörpern hervorgerufen werden. Der LPS-Komplex kann aber darüber hinaus die B–Zellen unspezifisch zur polyklonalen Antikörperproduktion stimulieren, wobei Antikörper ungezielt gegen jedes mögliche Antigen, also auch gegen Nierengewebsantigene, produziert werden. Die Antikörper könnten das Nierengewebe attackieren. Westenfelder u. Mitarb. [28] konnte zeigen, daß das Lipid A unabhängig von lebenden Keimen wochenlang im Interstitium persistieren kann. Aufgrund seiner direkten Wirkung, aber auch aufgrund der Induktion einer spezifischen Antikörperantwort ist es in der Lage, eine abakterielle interstitielle Nephritis zu erzeugen.

Abbildung 4 zeigt, daß bestimmte Virulenzfaktoren, vor allem die K–Antigene, die Infektabwehr verhindern. Keime mit diesem Virulenzfaktor werden erschwert phagozytiert, aktivieren vermindert das Komplementsystem und erreichen oft nur eine geringe Antikörperantwort. Das Resultat ist ein vermehrtes Keimwachstum und Gewebsschädigung.

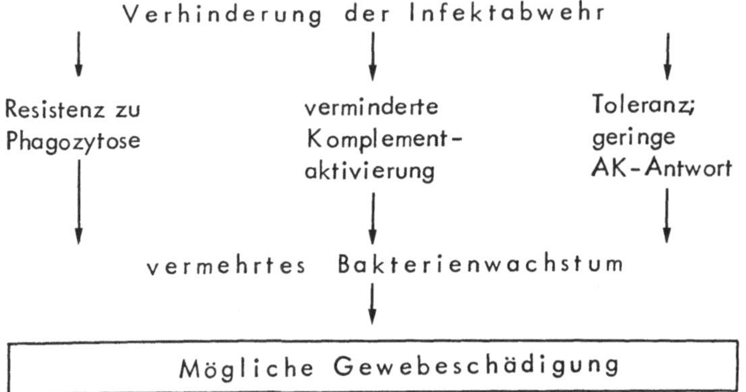

Abb. 4. Verhinderung der Infektabwehr durch antigene Determinanten

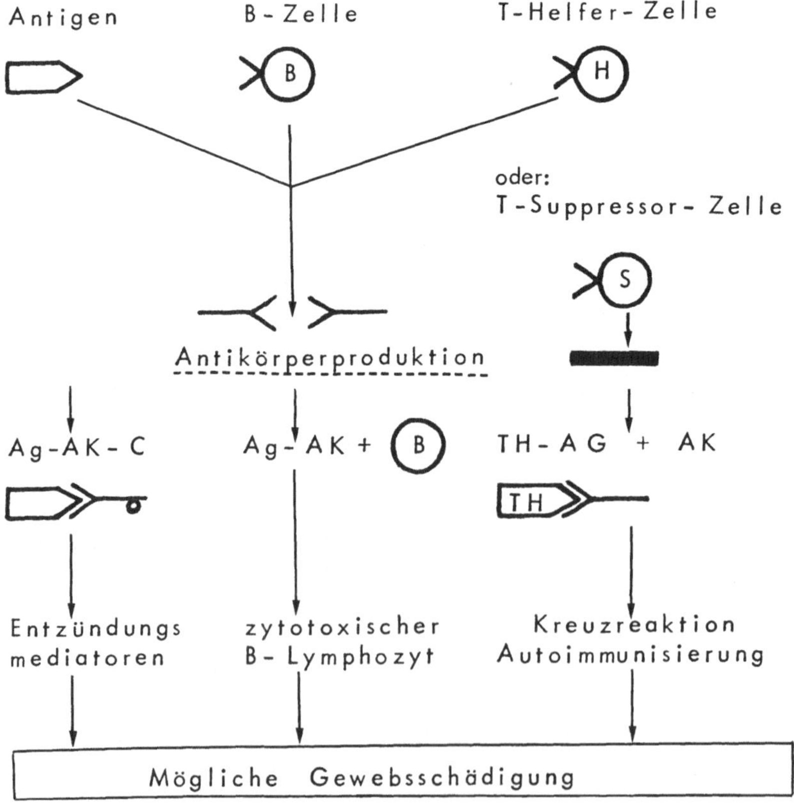

Abb. 5. Ablauf der Antikörperantwort (Erklärung s. Text)

Abbildung 5 stellt den Ablauf der Antikörperantwort dar. Antigene Determinanten wie O, K oder H rufen eine spezifische immunologische Reaktion hervor. Für eine erfolgreiche Abwehr, d. h. ausreichende Antikörperantwort, sind sowohl B–Zellen als auch T–Helferzellen notwendig. Untersuchungen von Williams u. Mitarb. [30] sowie Miller u. Mitarb. [19] zeigen jedoch, daß zumindest in pyelonephritischen Ratten eine erhebliche Suppressorzellaktivität mit verminderter Antikörperproduktion nachweisbar ist. Für die Hyperaktivität der Suppressorzellen scheint nach Uchiyama und Jacobs [27] der LPS-Komplex verantwortlich zu sein. Das Resultat der verminderten Immunantwort wäre somit ein vermehrtes Bakterienwachstum. Auf der anderen Seite kann es auch zu Gewebsschädigungen kommen, wenn eine stärkere Immunreaktion abläuft. Durch die Antigen-Antikörper-Reaktion wird Komplement (C) aktiviert mit der Folge einer Freisetzung von Entzündungsmediatoren. Kreuzreaktionen bzw. Autoimmunisierung zum Tamm-Horsfall-Protein (TH) steuern das ihrige zur Gewebsschädigung bei. Die immunologische Abwehr der Mikroorganismen wird also durch eine Entzündungsreaktion erkauft, die das eigene Gewebe mitschädigen kann. Schließlich wird durch Antikörper offenbar eine bestimmte Subpopulation von Lymphozyten (B) aktiviert, die zusammen mit den spezifischen Antikörpern die Bakterien abtöten kann [10]. Eine größere Bedeutung scheint jedoch dieser Zellpopulation (Antikörper-vermittelte Zytoxität) bei der Abwehr von Harnwegsinfektionen nicht zuzukommen.

Literatur

1. Bailey RR (1973) The relationship of vesico-ureteric reflux to urinary tract infection and chronic pyelonephritis – reflux nephropathy. Clin Nephrol 1:132
2. Björkstén B, Bortulussi R, Gothefors L, Quie PG (1976) Interaction of E. coli strains with human serum: lack of relationship to K 1 antigen. J Pediatr 89:892
3. Edén CS, Hanson LA, Jodal U, Lindberg U, Akerlund AS (1976) Variable adherence to normal human urinary-tract epithelial cells of Escherichia coli strains associated with various forms of urinary-tract infection. Lancet II:490
4. Galanos C, Lüderitz O, Rietschel ET, Westphal O (1977) Bacterial lipopolysaccharides. Int Rev Biochem 14:239
5. Glynn AA, Howard CJ (1970) The sensitivity to complement of strains of escherichia coli related to their K antigens. Immunology 18:331
6. Glynn AA, Brumfitt W, Howard CJ (1971) K antigens of Escherichia coli and renal involvement in urinary-tract infections. Lancet I:514
7. Hanson LA, Ahlstedt S, Jodal U, Kaijser B, Larsson P, Lidin-Janson G, Lincoln K, Lindberg U, Mattsby I, Olling S, Peterson H, Sohl A (1975) The host-parasite relationship in urinary tract infections. Kidney Int 8:28
8. Hanson LA, Fasth A, Jodal U (1976) Autoantibodies to Tamm-Horsfall protein, a tool for diagnosing the level of urinary tract infection. Lancet I:226
9. Hanson LA, Ahlstedt S, Fasth A, Jodal U, Kaijser B, Larsson P, Lindberg U, Olling S, Sohl-Akerlund A, Svanborg-Edén C (1977) Antigens of Escherichia coli, human immune response, and the pathogenesis of urinary tract infections. J Infect Dis 136:144
10. Hanson LA, Ahlstedt S, Fasth A, Hagberg M, Kaijser B, Mattsby-Baltzer I, Svanborg-Eden C (1979) Immunological aspects of pyelonephritis. Contr. Nephrol 16:16
11. Hodson CJ, Wilson S (1965) Natural history of chronic pyelonephritis scarring. Br Med J II:191
12. Hodson J, Maling TMJ, McManamon PJ, Lewis MG (1975) Reflux nephropathy. Kidney Int 8:50
13. Hoyer JR (1976) Autoimmune tubulointestitial nephritis induced in rats by immunization with rat Tamm-Horsfall urinary glycoprotein. Kidney Int 10:544

14. Kaijser B (1973) Immunology of Escherichia coli: K antigen and its relation to urinary-tract infection. J Infect Dis 127:670
15. Kienitz M (1970) Der Wert serologischer Untersuchungen für Diagnose und Verlaufsbeurteilung von Harnwegsinfektionen des Kindes. Dtsch Med Wochenschr 95:1155
16. Laakmann O, Schulte-Wissermann H (to be published). Suppression of the function of the granulocytes in urinary-tract infections. Clinical Nephrology
17. Losse H, Intorp HW, Lison AE, Funke C (1975) Evidence of an autoimmune mechanism in pyelonephritis. Kidney Int 8:44
18. Mabeck CE, Ørskov F, Ørskov I (1971) Escherichia coli serotypes and renal involvement in urinary-tract infection. Lancet I:1312
19. Miller T, Scott L, Stewart E, North D (1978) Modification by suppressor cells and serum factors of the cell-mediated immune response in experimental pyelonephritis. J Clin Invest 61:964
20. Oligke H (1977) Immobilisation of leucocytes by Escherichia coli. A study with enterotoxigene bacteria. Zentralbl Bakteriol 239:162
21. Ørskov F, Ørskov I, Jann B, Jann K (1971) Immuno-electrophoretic patterns of extracts from all Escherichia coli O and K antigen test strains: correlation with pathogenecity. Acta Pathol Microbiol Scand [B] 79:142
22. Rolleston GL, Shannon FT, Utley WLF (1975) Follow-up of vesico-ureteric reflux in the newborn. Kidney Int 8:59
23. Sietzen W (1975) Bakteriologische und immunologische Grundlagen. Monatsschr Kinderheilkd 123:518
24. Smellie JM, Normand ICS (1968) Experience of follow-up of children with urinary tract infection. In: O'Grady F, Brumfitt W (eds) Urinary tract infection. London, Oxford University Press, pp 123–135
25. Smellie J, Edwards D, Hunter N, Normand ICS, Prescod N (1975) Vesico-ureteric reflux and renal scarring. Kidney Int 8:65
26. Smith JW, Kaijser B (1976) The local immune response to escherichia coli O and K antigen in experimental pyelonephritis. J Clin Invest 58:276
27. Uchiyama T, Jacobs DM (1978) Modulation of immune response by bacterial lipopolysaccharide (LPS): multifocal affects of LPS-induced suppression of the primary antibody response to a T-dependent antigen. J Immunol 121:2340
28. Westenfelder M, Galanos C, Madsen PO (1975) Experimental lipid A-induced nephritis in the dog. Invest Urol 5:337
29. Williams DL, Eckstein HB (1965) Surgical treatment of reflux in children. Br J Urol 37:13
30. Williams TW, Fiedlander AM, Lyons JM, Braude AI (1976) Cellular immunity in pyelonephritis: identification of suppressor cell activity of spleen cells in response to concanavalin A and inhibition of lymphocyte-mediated L cell cytotoxicity. J Immunol 116:778

Zusammenhänge zwischen immunologischen Befunden und klinischem Verlauf bei Harnwegsinfektionen

L.A. Hanson, A. Fasth, U. Jodal, B. Kaijser, P. Larsson, U. Lindberg, I. Mattsby Baltzer, S. Olling, A. Sohl Åkerlund und C. Svanborg Edén.

Einleitung

Der Harntrakt ist sehr oft Sitz bakterieller Infektionen. In vielen Fällen bleibt es bei einem einzigen Schub, aber bei anderen stellen sich Rezidive ein, und in manchen Fällen kommt es zu Vernarbungen im Nierenparenchym. Um die Pathogenese rezidivierender Infektionen und den Entstehungsmechanismus von Nierennarben verständlicher zu machen, wurden Untersuchungen über die Beziehungen zwischen dem Makroorganismus und den Erregern bei diesen Infektionen begonnen. Vielleicht können diese Studien dazu beitragen, eine Basis für die Verbesserung von Diagnostik, Therapie und vielleicht Prophylaxe zu schaffen und klarere Indikationen für eingreifende Maßnahmen wie z.B. Röntgenuntersuchungen und Langzeitbehandlung zu formulieren.

Serumantikörper bei Harnwegsinfektionen (HWI)

Mit Hilfe der indirekten Hämagglutinationstechnik wurde gezeigt, daß bei akuter Pyelonephritis im Serum die Antikörper gegen O-Antigene eines die jeweilige Infektion verursachenden E.coli erheblich ansteigen. Im Gegensatz hierzu bleibt der Antikörperspiegel bei akuter Zystitis im Normbereich [2]. Wenn man empfindlichere Methoden wie die Ammoniumsulfatpräzipitationstechnik nach Farr oder den enzyme-linked immunosorbent assay (ELISA) benutzt, kann man auch in bestimmten Fällen von akuter Zystitis im Serum einen Antikörperanstieg feststellen; möglicherweise handelt es sich um Zystitiden mit Beteiligung tieferer Gewebsschichten [2].

Außerdem gibt es bei akuter Pyelonephritis, wenn auch nicht so regelmäßig wie gegen O–Antigen, einen Anstieg der Serumantikörper gegen das K–Antigen des die Infektion unterhaltenden E.coli. Beispielsweise wurden bei 17 Patienten mit E.coli K 1–Pyelonephritis nur in 2 Fällen Anti-K-Antikörper gefunden [6]. Aufgrund von Tierversuchen wird angenommen, daß K–Antigene oft eine spezifische immunologische Toleranz hervorrufen [8].

Auch gegen Lipid A findet man bei Patienten mit HWI einen Antikörperanstieg [11, 13]. Die höchsten Spiegel von Anti-Lipid-A-Antikörpern der IgG-Klasse scheinen bei Patienten mit progredientem Nierenparenchymschaden aufzutreten [11]. Erst kürzlich wurde beobachtet, daß bei Patienten mit akuter Pyelonephritis erhöhte Spiegel von Autoantikörpern gegen Tamm-Horsfall-Eiweiß erscheinen, nicht jedoch bei Patienten mit akuter Zystitis [1].

Während akuter Schübe von Pyelonephritis erscheint rasch C-reaktives Protein (CRP) im Serum. Weil dies während einer akuten Zystitis nicht der Fall ist, kann CRP zur Differentialdiagnose von Pyelonephritis und Zystitis und während Nachuntersuchungen zur Überprüfung des Erfolgs einer antibiotischen Behandlung benutzt werden [4, 12].

Vielleicht erlaubt aber der Nachweis des CRP noch weitere Rückschlüsse, weil sich gezeigt hat, daß es T-Lymphozyten bindet und vielleicht blockiert und darüber hinaus die Phagozytose anregt. Vielleicht beeinflußt CRP die Abwehrmechanismen des Makroorganismus.

Urin-Antikörper bei Harnwegsinfektionen

Im Harn gesunder Kinder entdecken wir bei der Untersuchung mit dem ELISA, der quantitative Untersuchungen in unkonzentriertem Nativharn erlaubt, nur ganz geringe Mengen von IgG-Antikörpern gegen O-Antigene von E. coli. Während einer akuten Pyelonephritis erscheinen normalerweise im Urin Antikörper, sowohl gegen O- als auch gegen K-Antigene. Es handelt sich vor allem um IgG und um sekretorisches IgA; vor allem das Letztere entsteht lokal [5, 14]. Die höchsten Konzentrationen von sekretorischen IgA-Antikörpern gegen O-Antigen des jeweiligen Erregers erschienen bei 10 von 16 Patienten mit akuter symptomatischer Pyelonephritis und bei 4 von 7 Patienten mit akuter Zystitis innerhalb von 10 Tagen im Harn [14]. Während einer akuten Zystitis bleiben die Antikörperspiegel im Harn niedrig [14]; dagegen haben Patienten mit asymptomatischer Bakteriurie oft etwas höhere Konzentrationen, wenn auch nicht so hohe wie Patienten mit akuter Pyelonephritis [5].

Die Tatsache, daß Antikörper gegen die ursächlichen Bakterien nicht nur bei Pyelonephritis, sondern auch bei Zystitis im Harn erscheinen können, legt die Vermutung nahe, daß eine Lokalisationsdiagnose von Harnwegsinfektionen mit Hilfe der Untersuchung auf antikörperumhüllte Bakterien (antibody coated bacteria) nicht ganz zuverlässig sein dürfte. In der Tat wurden bei einem Vergleich dieser Technik mit anderen Methoden der Lokalisationsdiagnose von Harnwegsinfekten Diskrepanzen gefunden [2].

Protektive Kapazitäten von Antikörpern gegen E. coli bei Harnwegsinfektionen

7 S- und 19 S-Antikörper gegen O- und K-Antigene von E. coli schützen Kaninchen gegen eine hämatogene experimentelle Pyelonephritis [7]. Dies spricht dafür, daß zumindest in der frühen Säuglingszeit, in der akute Pyelonephritiden beim Menschen oft hämatogen entstehen, Serumantikörper praktische Bedeutung haben können.

Neuere Beobachtungen bei Ratten sprechen für die Möglichkeit, daß besonders K-Antikörper gegen eine durch Keimaszension entstehende akute Pyelonephritis schützen können [10]. Von besonderer Wichtigkeit ist, daß in diesem Experiment durch intraperitoneale oder intravesikale Injektion formalingetöteter Bakterien ein Schutz aufgebaut werden konnte [10]. Der Schutzeffekt wurde sogar durch Urin von infizierten Ratten, der O- und K-Antikörper enthielt, übertragen. In neueren Untersuchungen von Kaijser u. Mitarb. [9] wurden bei 70% der bei Kindern mit akuter Pyelonephritis als Erreger nachgewiesenen E. coli-Stämme nur 5 verschiedene K-Antigene gefunden; dies begünstigt die Entwicklung einer multivalenten Vakzine zur Behandlung von Patienten mit rezidivierenden Harnwegsinfektionen. Zu den Wirkungsmechanismen lokaler Antikörper könnte die Verhinderung des Haftens von Bakterien an der Blasenmukosa gehören [15].

Beobachtungen bei Kindern mit verschiedenen Formen von Harnwegsinfektionen sprechen für die Möglichkeit einer „Antigen Drift" oder eines Abbaues von Oberflächenstrukturen von E. coli. So fanden wir bei E. coli von Patienten mit akuter symptomatischer Pyelonephritis in verschiedener Hinsicht andere Eigenschaften als bei E. coli von Patienten mit Zystitis oder mit sogenannter asymptomatischer Bakteriurie [2]. Bakterien bei Patienten mit Symptomen schienen den Harntrakt frisch besiedelt zu haben und aus dem Darmtrakt zu stammen; hierfür sprechen Ähnlichkeiten zwischen E. coli in Harn und Stuhl von Patienten mit akuter symptomatischer Pyelonephritis oder Zystitis. Im Gegensatz hierzu findet man im Harn von Patienten mit asymptomatischer Bakteriurie Erreger, die sich von den E. coli im Stuhl unterscheiden. Wahrscheinlich ist dies so zu erklären, daß Patienten mit asymptomatischer Bakteriurie ihre Erreger oft lange mit sich herumtragen, so daß die Abwehrmechanismen des Makroorganismus, vor allem die Antikörper im Harn, deren Oberflächeneigenschaften verändern. Dies könnte der Grund dafür sein, daß Erreger von Patienten mit asymptomatischer Bakteriurie oft wenig O-Antigen besitzen und häufiger spontan agglutinieren als E. coli von anderen Patienten mit symptomatischen Infektionen [2]. Darüber hinaus haften E. coli von Patienten mit symptomatischer Harnwegsinfektion stark an Epithelzellen aus dem Harntrakt, solche von Patienten mit asymptomatischer Bakteriurie nicht [15].

Auch bei Ratten mit experimenteller Pyelonephritis spielen sich bei E. coli-Bakterien, die sich längere Zeit im Organismus befinden, sukzessive Veränderungen der Oberflächeneigenschaften ab (unveröffentlichte Beobachtungen).

Eine lokale Immunreaktion im Harntrakt, welche durch die Untersuchungen mit lokaler Immunisierung bei Versuchstieren wahrscheinlich gemacht wurde [10], könnte erklären, warum von Patienten mit asymptomatischer Bakteriurie 30% während einer 3jährigen Beobachtungszeit ohne Behandlung spontan bakteriuriefrei wurden. Bakterien, die ihre Haftfähigkeit verloren, wurden wahrscheinlich mit dem Harnstrom ausgeschwemmt. Persistierende E. coli ohne Haftvermögen zum Uroepithel wurden vor allen Dingen bei Patienten mit Restharn gefunden (unveröffentlichte Beobachtungen).

Bei Patienten mit asymptomatischer Bakteriurie ist es in der Regel leicht, die Infektion durch Antibiotika auszuschalten. Von diesen Patienten bekommen jedoch viele Rezidive. In manchen Fällen haben wir und andere Untersucher beobachtet, daß die Erreger des Rezidivs völlig andere Eigenschaften aufwiesen als die Erreger vor der Behandlung; die Erreger der Rezidive nach Behandlung wiesen viele Gemeinsamkeiten mit E. coli von Patienten mit akuter Pyelonephritis oder Zystitis auf. Wenn die lokale Immunität viele Erreger ungefährlicher macht und eine antibiotische Behandlung das Risiko von symptomatischen Rezidiven erhöht, kann der Verzicht auf eine Behandlung bei vielen derartigen Patienten vorzuziehen sein. Dies wird derzeit in einer prospektiven Studie untersucht, in welcher Kinder mit asymptomatischen E. coli-Infektionen des Harntraktes mit Erregern ohne Haftvermögen am Uroepithel ohne Behandlung sorgfältig beobachtet werden.

Schädigungen des Nierenparenchyms bei Patienten mit Harnwegsinfektionen

Schäden des Nierenparenchyms scheinen bei 4,5% der Mädchen und bei 13% der Jungen mit Harnwegsinfektionen zu entstehen [16]. Dies wurde bei der prospektiven Beobachtung von Patienten im Anschluß an die erste manifeste Harnwegsinfektion beobachtet.

Der Pathomechanismus dieser Nierenschädigung ist jedoch noch immer unbekannt. Die Tatsache, daß einige E. coli mit Nierengewebe identische Antigene besitzen, spricht für die Möglichkeit einer Schädigung von Nierenparenchym durch immunologische Reaktionen gegen Bakterien mit derartigen antigenen Eigenschaften. Diese Hypothese wird teilweise durch experimentelle Befunde gestützt, bedarf aber der weiteren Überprüfung [3].

Unsere kürzliche Beobachtung, daß Autoantikörper gegen Tamm-Horsfall-Eiweiß aus Nierentubuli während einer akuten Pyelonephritis in erhöhten Konzentrationen erscheinen, aber nicht während Infektionen des unteren Harntraktes, spricht für eine mögliche Beteiligung dieser Immunantwort an einer Schädigung des Nierenparenchyms. Aber auch diese Hypothese bedarf weiterer Überprüfung [1,2].

Bei Untersuchungen von Anti-Lipid-A-Antikörpern bei Patienten mit Harnwegsinfektionen schienen die höchsten Titer bei Kindern mit Hinweisen auf eine progrediente Schädigung des Nierenparenchyms z. Z. der Untersuchung aufzutreten [11]. Selbst wenn diese Anti-Lipid-A-Antikörper nicht unmittelbar zur Schädigung des Nierenparenchyms beitragen, können sie als Hinweis auf eine Nierenschädigung brauchbar sein. Ein Risikoindikator wäre außerordentlich nützlich, weil er die Identifikation derjenigen Patienten ermöglichen würde, welche zur Verhinderung einer Nierenparenchymschädigung besonders sorgfältig untersucht, behandelt und nachbeobachtet werden müssen. Vielleicht brauchen viele von den Patienten ohne Hinweise auf eine Nierenparenchymschädigung über die protektive Aktivität ihrer eigenen lokalen Immunreaktion hinaus keine Hilfe.

Zusammenfassung

Die in Serum und Harn erscheinenden Antikörper gegen O- und K-Antigene von E. coli bei Kindern mit Pyelonephritis können für eine Lokalisationsdiagnose von Harnwegsinfekten benutzt werden. Für den gleichen Zweck können Autoantikörper gegen Tamm-Horsfall-Protein benutzt werden, weil sie bei Patienten mit akuter Pyelonephritis über den Normalbereich ansteigen, bei Patienten mit Infektion ausschließlich des unteren Harntraktes jedoch nicht.

Im Tierexperiment schützen Serumantikörper gegen O- und K-Antigene von E. coli gegen eine Pyelonephritis. Sogar durch lokale Inokulation in die Harnblase kann ein Schutz erzeugt werden, wahrscheinlich durch Verhinderung des ersten Schrittes des Eindringens der Erreger ins Gewebe, nämlich des Haftens am Uroepithel.

Bei Patienten mit asymptomatischer Bakteriurie nimmt die Virulenz der Erreger ab; dies kann Folge einer Antigendrift infolge einer durch die Antikörper im Harn nachweisbaren lokalen Immunreaktion sein.

Antikörper gegen Lipid A sind vielleicht zur Identifizierung von Patienten mit aktiver Nierenparenchymschädigung brauchbar. Autoantikörper gegen Tamm-Horsfall-Eiweiß zeigen während Attacken von akuter Pyelonephritis Titeranstiege und können an der Pathogenese einer interstitiellen Nephritis beteiligt sein. Auch die zwischen bestimmten E. coli-Stämmen und Nierengewebe beobachteten Kreuzreaktionen können am Entstehungsmechanismus von Nierenparenchymnarben beteiligt sein.

Literatur

1. Hanson LA, Fasth A, Jodal U (1976) Autoantibodies to Tamm-Horsfall protein, a tool for diagnosing the level of urinary tract infection. Lancet I:226
2. Hanson LA, Ahlstedt S, Fasth A, Jodal U, Kaijser B, Larsson P, Lindberg U, Olling S, Sohl Akerlund A, Svanborg Edén C (1977) Antigens of *Escherichia coli,* human immune response, and the pathogenesis of urinary tract infections. J Infect Dis [Suppl] 136:144
3. Holmgren J, Goldblum RM, Blomberg J, Hanson LA, Hermodsson S, Holm S, Kaijser B (1974) Antigenic relationship between kidney and enteric bacteria. In: Neter E, Milgrom F (eds). The immune system and infectious diseases. IV. Int. Convocation on Immunology, Buffalo. Karger, Basel, p263
4. Jodal U, Hanson LA (1976) Sequential determination of C-reactive protein in acute childhood pyelonephritis. Acta Paediatr Scand 65:319
5. Jodal U, Ahlstedt S, Carlsson B, Hanson LA, Lindberg U, Sohl A (1974) Local antibodies in childhood urinary tract infection. A preliminary study. Int Arch Allergy Appl Immunol 47:537
6. Kaijser B (1973) Immunology of *Escherichia coli:* K antigen and its relation to urinary tract infection. J Infect Dis 127:570
7. Kaijser B, Olling S (1973) Experimental hematogenous pyelonephritis due to *E. coli* in rabbits: The antibody response and its protective capacity. J Infect Dis 128:41
8. Kaijser B, Jodal U, Hanson LA (1973) Studies on antibody response and tolerance to *E. coli* K antigens in immunized rabbits and in children with urinary tract infection. Int Arch Allergy Appl Immunol 44:260
9. Kaijser B, Hanson LA, Jodal U, Lidin-Janson G, Robbins JB (1977) Frequency of *E. coli* K antigens in urinary tract infections in children. Lancet I:663
10. Kaijser B, Larsson P, Olling S (to be published) Protection against ascending *E. coli* pyelonephritis in rats and significance of local immunity. Infect Immun
11. Mattsby Baltzer I, Hanson LA, Jodal U, Kaijser B, Lindberg U, Peterson H, Claesson I (to be published): Antibodies to lipid A in urinary tract infections. II. Females with renal parenchymal reduction. J Infect Dis
12. Sabel KG, Hanson LA (1974) The clinical usefulness of CRP determinations in bacterial meningitis and septicemia in infancy. Acta Paediatr Scand 63:381
13. Simon G, Reindke B, Marget W (1974) Lipid A Antikörpertiter bei Pyelonephritis und anderen Infektionen mit gramnegativen Bakterien. Infection 2:178
14. Sohl Akerlund A, Ahlstedt S, Hanson LA, Jodal U (1979) Antibody responses in urine and serum against *Escherichia coli* O antigen in childhood urinary tract infection. Acta Path Microbiol Scand [C] 87:29
15. Svanborg Edén C, Hanson LA, Jodal U, Lindberg U, Sohl Akerlund A (1976) Variable adherence to normal human urinary tract epithelial cells of *Escherichia coli* strains associated with various forms of urinary tract infection. Lancet II:490
16. Winberg J, Andersen HJ, Bergström T, Jacobsson B, Larson H, Lincoln K (1974) Epidemiology of symptomatic urinary tract infection in childhood. Acta Paediatr Scand [Suppl] 252:1–20

Immunologie der Pyelonephritis – Beziehungen der Immunantwort zur Pathogenese*

T. Miller, S. Phillips und E. Stewart

Bakterielle Infektionen des Harntrakts sind sowohl bei Kindern als auch bei Erwachsenen häufig. Dennoch ist es bis heute schwierig, Informationen über den natürlichen Ablauf einer Pyelonephritis zu gewinnen. Zu den zahlreichen Gründen hierfür gehört auch, daß bei den meisten Patienten mit schwerer Nierenschädigung auf die bakterielle Infektion eine klinisch stumme Latenzperiode folgt, in der klinische Untersuchungen und Laborbefunde im Stich lassen. Besorgniserregend ist die hohe Rezidivrate bei Kindern; während einer prospektiven Untersuchung von 80 Neugeborenen mit Harnwegsinfektionen fand Cohen [3] nach dem 1. Schub eine Rezidivrate von 40%, nach dem 2. Schub sogar eine solche von 60%. Die meisten Rezidive ereignen sich in den ersten 2 Monaten. Schon beim 1. Rezidiv muß an eine gesteigerte Infektdisposition und an die Möglichkeit einer kontinuierlichen Rezidivkette gedacht werden. Mädchen, die wegen einer Pyelonephritis ins Krankenhaus eingewiesen und 15–25 Jahre nachuntersucht wurden, hatten in 19% der Fälle eine progrediente Krankheit durchgemacht [12]. Ein weiteres Problem ist die Schwierigkeit der Lokalisation einer bakteriellen Infektion in den Harnwegen; dies schränkt die Möglichkeiten, die Ergebnisse von Tierexperimenten auf klinische Probleme zu übertragen, erheblich ein.

Im Vergleich zu diesen Problemen bei der Interpretation klinischer Befunde haben Niereninfektionen im Tierexperiment den Vorteil, daß sowohl der Sitz der Infektion als auch die Erreger bekannt sind und die Labordaten mit klar definierten Krankheiten korreliert werden können. Zur Erzeugung von Niereninfektionen bei Tieren sind viele Methoden entwickelt worden. Bei den meisten wird entweder ein Harnleiter obstruiert oder aber eine Niere traumatisiert. Wir haben eine Methode benutzt, bei der Bakterien direkt unter Sicht des Auges in die Niere gebracht haben. Obwohl für das Angehen der Infektion mit an Sicherheit grenzender Wahrscheinlichkeit zusätzlich zur bakteriellen Besiedlung das lokale Trauma beiträgt, weisen klinische und bakteriologische Befunde viele Parallelen mit der Pyelonephritis des Menschen auf. Von den Vorteilen dieses experimentellen Modelles seien nur die folgenden genannt: extrarenale Faktoren, welche das Angehen der Niereninfektion begünstigen oder erschweren können, werden vermieden; außerdem ist die Infektion, welche das Wechselspiel zwischen Makroorganismus und auslösendem, das Nierenparenchym befallendem Bakterium in Gang setzt, exakt reproduzierbar.

Die von uns experimentell erzeugte Pyelonephritis weist mehrere Gemeinsamkeiten mit der beim Menschen auftretenden Krankheit auf. Trotz der Unempfindlichkeit intakter, nicht obstruierter Nieren gegenüber einer Infektion kann nach einer minimalen intrarenalen Verletzung eine aktive Infektion durch eine kleine, in anderen Gewe-

* Diese Untersuchungen wurden unterstützt durch den Medical Research Council von New Zealand

ben nicht für eine Infektion ausreichende Menge Bakterien verursacht werden. Außerdem verursachen solche Bakterien, welche beispielsweise aus Blut, Leber, Milz und Muskel innerhalb weniger Stunden wieder eliminiert werden, nach einmaliger Infektion in der Niere eine aktive, lange und unter Umständen sogar für das ganze Leben des Tieres persistierende Infektion.

Es entwickeln sich eingezogene Narben, wie sie für die chronische Pyelonephritis beim Menschen typisch sind [16]. Trotz der kontinuierlichen Infektion scheint es aber bei der chronischen experimentellen Pyelonephritis nicht zu einer progredienten Zerstörung des Nierenparenchyms oder einer zunehmenden Verschlechterung der Nierenfunktion zu kommen [19].

Außer mit diesem Modell haben wir auch retrograde Infektionen des Harntraktes durchgeführt. Hierbei stellten wir fest, daß die häufig ausgesprochene Bemerkung, die Niere sei in einzigartiger Weise gegenüber bakteriellen Infektionen empfindlich, eine ungerechtfertigte Verallgemeinerung darstellt. Bei unseren Experimenten erwies sich der intakte Harntrakt gegenüber retrograden bakteriellen Infektionen als außerordentlich widerstandsfähig. Wenn aber Mikroorganismen einmal Zugang zum Interstitium der Niere gefunden haben, findet eine sehr rasche Vermehrung statt. Die Besonderheit der Niere besteht darin, daß die Immunmechanismen des Wirtes nicht in der Lage sind, die einmal eingetretene Infektion zu eliminieren und die Vermehrungsrate der Bakterien zu begrenzen; die Folge ist, daß eine einmal eingetretene Infektion des Nierenparenchyms für die gesamte Lebenszeit des Tieres bestehen bleibt, wenn keine Behandlung durchgeführt wird.

Als Reaktion auf die rasche Vermehrung der Bakterien entwickelt sich schnell ein charakteristisches entzündliches Infiltrat, welches die zellulären Komponenten der lokalen Immunantwort des Wirtes auf die Infektion enthält. Das proliferative und immunologische Potential der lymphoiden Zellen, welche Hauptbestandteil des entzündlichen Infiltrates sind, wurden untersucht. In einer sehr frühen Untersuchung benutzte Cotran [4] eine Immunfluoreszenzmethode, um Immunglobulin enthaltende Zellen in gefrorenen Nierenschnitten von Tieren mit Pyelonephritis nachzuweisen.

Später wurde es möglich, in vitro die Proteinsynthese pyelonephritischen Gewebes in einem Gewebekultursystem mit C^{14}-markierten Aminosäuren zu untersuchen [11]. Mit der Ionenaustausch-Chromatographie wurden frisch synthetisierte, radioaktive Aminosäuren enthaltende Immunglobuline isoliert. Diese konnten mit spezifischen Antiseren präzipitiert werden, so daß eine quantitative Untersuchung des IgM, IgG und IgA gelang. Im Nierengewebe von Tieren mit Pyelonephritis war die Proteinsynthese, vor allem die Synthese von Immunglobulinen, im Vergleich zu gesunden Tieren beträchtlich vermehrt. IgG war das Immunglobulin mit der größten Syntheserate. Die Immunglobulinsynthese in der pyelonephritischen Niere war mengenmäßig mit derjenigen in der Milz vergleichbar. Spezifische E. coli-Antikörper machten bis zu 17% der synthetisierten IgG-Antikörper aus. Zwei weitere Methoden haben den Nachweis einer Lokalantikörpersynthese der Pyelonephritis erlaubt. In einem Modell konnte mit der sehr empfindlichen ELISA-Technik die Synthese von IgG, IgA und IgM in Pyelonephritisnieren nachgewiesen werden [27]. In einem zweiten Modell konnte die zelluläre Kinetik der Synthese sowohl von lokal produzierten als auch von systemischen Antikörpern bis in die Einzelheiten studiert werden; hierbei wurde eine Methode benutzt, welche spezifische antibakterielle Antikörper bildende Zellen kenntlich und sogar zählbar macht [14]. Diejenigen Areale des Nierengewebes, welche Antikörper produzierende Zellen enthielten, waren identisch mit denjenigen, welche für Pyelonephritis kennzeichnende histologische Veränderungen aufwiesen. Dieselbe Methode wurde bei Kaninchen mit experimenteller Pyelonephritis eingesetzt; hierbei konnten im Nierengewebe synthetisierte Antikörper nicht nur im Nierengewebe selbst, sondern auch im Harn nachgewiesen werden [15].

Jodal u. Mitarb. [9] untersuchten die Beziehungen zwischen Pyelonephritis und Antikörpern im Harn bei Kindern mit Hilfe der ELISA-Technik. Auch in der hervorragenden Übersicht von Holmgren u. Smith [8] werden Mechanismen diskutiert, welche für die Zunahme der Immunglobuline und spezifischen Antikörper im Harn bei der Pyelonephritis verantwortlich sein können.

Viele Jahre lang wurde angenommen, daß eine bakterielle Infektion die als kennzeichnend für eine chronische Pyelonephritis angesehenen Gewebsveränderungen verursacht. Es sprechen aber einige wichtige Befunde gegen eine solche Deutung. Nicht bei allen kontinuierlich untersuchten Patienten mit persistierender renaler Infektion verschlechterte sich die Nierenfunktion. Renale Konzentrationsdefekte infolge einer Pyelonephritis waren bei Mensch und Versuchstier reversibel [2, 10]. Es war sehr schwierig, die Zusammenhänge zwischen bakterieller Infektion und der Entwicklung pathologisch-anatomischer Läsionen in der Niere zu untersuchen. Sicher ist, daß eine bakterielle renale Infektion beim Menschen nicht notwendig zu pathologisch-anatomischen Veränderungen führen muß [7]. Beim Menschen war der Beweis hierfür wegen der herdförmigen Verteilung der charakteristischen pathologisch-anatomischen Läsionen der Pyelonephritis schwierig. In kürzlichen Tierexperimenten konnte aber das Problem der Beziehung zwischen bakterieller Infektion und Entwicklung pathologisch-anatomischer Nierenveränderungen untersucht werden [16]. Diese Tierexperimente könnten die derzeit gültigen Ansichten über das Wechselspiel zwischen Wirt und Parasit bei der Pyelonephritis beeinflussen. Darum beschreiben wir die Methodik im Detail.

Durch direkte Inokulation in eine der beiden Nieren wurde eine einseitige Pyelonephritis erzeugt. Auf der Gegenseite blieben Niere und Harntrakt ohne alle Manipulationen. Dennoch entwickelte sich auch kontralateral retrograd eine Pyelonephritis. Wir vermuten, daß die kontralaterale Pyelonephritis in ihrer Entstehung ebenso wie im klinischen und pathologisch-anatomischen Befund der beim Menschen natürlicherweise vorkommenden Pyelonephritis vergleichbar ist. Mit diesem Modell konnten wir die Beziehungen zwischen eindringendem Mikroorganismus und dem Makroorganismus ebenso wie die Beziehungen zwischen dem Vorhandensein virulenter Bakterien und der Entwicklung pathologisch-anatomischer Läsionen im Nierengewebe untersuchen. Überraschendster Befund war die schlechte Korrelation zwischen bakterieller Infektion und pathologisch-anatomischen Veränderungen in der Niere. Aufgrund dieser Beobachtungen sind wir der Auffassung, daß die Lehrmeinung von einer engen Beziehung zwischen bakterieller Infektion und pathologisch-anatomischem Schaden in der Niere nicht länger aufrechterhalten werden kann. Unsere Befunde und unsere Auffassung werden unterstützt durch eine ganze Reihe anderer Publikationen mit ähnlichen Befunden [6, 29]. Wichtigster Befund bei unseren Untersuchungen ist, daß eine experimentelle einseitige Pyelonephritis in der primär befallenen Niere zu einer persistierenden Infektion mit pathologisch-anatomischen Schäden führt, wogegen im Parenchym der kontralateralen Niere wohl eine vergleichbar große Zahl von Mikroorganismen, aber keinerlei entzündliche Läsionen nachweisbar werden. Beim Versuch, die biologische Basis dieser Wechselwirkung zwischen Wirt und Parasit zu erklären, wurde die Möglichkeit in Betracht gezogen, daß der gebildete spezifische Antikörper, statt den Makroorganismus zu schützen, die normalerweise wirksamen immunologischen Mechanismen daran hindert, die Infektion auszuschalten [13].

Um diese Möglichkeit zu untersuchen, blockierten wir in Tierversuchen die Synthese antibakterieller Antikörper mit 6-Mercaptopurin oder Cyclophosphamid. Während 6-Mercaptopurin die Antikörperreaktion und den Ablauf einer bakteriellen Infektion nicht wesentlich beeinflußte, hatte Cyclophosphamid einen erheblichen Effekt sowohl auf die humorale Antikörperbildung als auch auf die bakteriologischen Befunde. Obschon die mit Cyclophosphamid behandelten Tiere unfähig waren, eine humorale Immunantwort gegen die eindringenden Bakterien aufzubauen, wurden viele pyelonephritischen Läsionen steril; im Vergleich zu unbehandelten Tieren mit Pyelonephritis persistierten in der Niere der mit Cyclophosphamid behandelten signifikant weniger Erreger [18]. Diese Ergebnisse waren mit dem Konzept vereinbar, daß beim Zustandekommen einer ruhenden Infektion ein immunologisches Enhancement (Steigerung) eine Rolle spielte; leider gelang es uns bei weiterführenden Experimente nicht, direkte Beweise für das Vorhandensein eines solchen Mechanismus zu erbringen.

Diese Diskrepanz zwischen der Bakterienmenge und der Entwicklung pathologisch-anatomischer Veränderungen versuchen wir derzeit auf folgende Weise zu erklären: wir halten nicht die absolute Zahl der Mikroorganismen in der Niere, sondern die Vermehrungsgeschwindigkeit unmittelbar nach ihrem Eindringen für den Faktor, der darüber entscheidet, ob sich eine pathologisch-anatomische entzündliche Reaktion einstellt oder nicht. Wenn im Verlauf einer experimentellen Infektion die Mikroorganismen unmittelbar in die Niere gebracht werden, führt das Zusammentreffen von lokalem Trauma und bakterieller Besiedelung durch rasche Vermehrung innerhalb mehrerer Stunden zu einer großen Bakterienmenge, die unverändert für das gesamte Leben des Tieres bestehen bleibt.

Im Gegensatz dazu dauert während einer ruhenden Infektion bei langsamer Vermehrung die Entwicklung der Bakterienpopulation mehrere Wochen. Obschon schließlich die gleiche Anzahl von Mikroorganismen in der direkt infizierten und der kontralateralen Niere gefunden werden, kommt es in der letzteren nicht zu der raschen Zunahme der Bakterienmenge und nicht zu einer entzündlichen Reaktion. Folgende experimentellen Befunde stützen diese Hypothese: nach einer antibakteriellen Behandlung vor der direkten bakteriellen Infektion war die Zahl der Mikroorganismen in der Niere nach 28 Tagen nicht geringer als bei unbehandelten Kontrollen; dennoch blieben die pathologisch-anatomischen Veränderungen nach der Vorbehandlung erheblich geringer als bei den Kontrolltieren [18]. Unsere Erklärung für diese Beobachtung ist, daß die endgültige Bakterienzahl sich nach der Vorbehandlung erheblich langsamer entwickelte als bei den unbehandelten Tieren und daß eine hohe Geschwindigkeit der Bakterienvermehrung zu denjenigen Faktoren gehört, welche die Entwicklung einer pathologisch-anatomischen entzündlichen Reaktion begünstigen.

Bisher haben wir nur die Rolle der B-Lymphozyten im Entstehungsmechanismus von Niereninfektionen diskutiert. Thymusabhängige, über T–Lymphozyten vermittelte Immunreaktionen stellen einen wichtigen Bestandteil der Immunkapazität des Makroorganismus dar; obschon die Lymphozyten in zellulären Infiltraten von Nierengewebe überwiegend als T–Zellen identifiziert werden konnten [17], ist ihr Verhalten bei der Pyelonephritis noch nicht befriedigend geklärt worden.

Ein Hindernis bei der Untersuchung der Bedeutung der T-Lymphozyten ergab sich aus der Schwierigkeit, befriedigende in vitro-Methoden zur Untersuchung zellvermittelter Immunfunktionen für Rattenlymphozyten zu entwickeln.

Erst kürzlich hat unsere Gruppe dieses Problem gelöst; in vitro-Reaktionen auf T-Lymphozyten-Mitogene wurden benutzt, um die Beziehungen zwischen zellvermittelter Immunität und Pyelonephritis zu kennzeichnen [21]. Die Ergebnisse dieser Experimente sind von besonderer Bedeutung. Wir fanden eine deutliche Beeinträchtigung der T-Lymphozyten-Reaktion auf Con. A schon 2h nach der Induktion einer renalen Infektion. Das Maximum der Verminderung der Immunantwort fanden wir 48-72h nach der Infektion; 90% der Immunreaktion war zu dieser Zeit in allen Experimenten ausgeschaltet, in einigen Fällen konnten wir den Verlust von 99% der potentiellen Reaktionsbereitschaft von T-Lymphozyten nachweisen. Wenn Mikroorganismen in die Niere eingedrungen sind, kommt es in der kritischen Zeitspanne von 24-72h nach der Infektion zu einer explosionsartigen Bakterienvermehrung; genau diese kritische Zeitspanne fällt zusammen mit der weitgehenden Ausschaltung der zellgebundenen Immunmechanismen und der damit verbundenen Unwirksamkeit der lokalen Abwehrmechanismen.

Mehrere biologische Mechanismen könnten für die verminderte Immunkapazität der T-Lymphozyten bei der Pyelonephritis verantwortlich sein. Wir haben nach einer Erklärung für die enge Beziehung zwischen der raschen Vermehrung der infizierenden Erreger und der beeinträchtigten Immunfunktion gesucht. In ähnlichen Experimenten wurde gezeigt, daß die Zufuhr eines nicht lebensfähigen Antigens zu einer beeinträchtigten Reaktion von T-Lymphozyten auf Mitogene führt und daß dieser Effekt durch eine antigenaktivierte Suppressorzelle vermittelt wird [5]. Es wurde die Vermutung ausgesprochen, daß die Entwicklung einer ähnlichen Zellpopulation bei Tieren mit Pyelonephritis für die beeinträchtigte zellvermittelte Immunfunktion verantwortlich sein könne; tatsächlich haben Experimente zur Überprüfung dieser Hypothese klar gezeigt, daß die Immunfunktion reaktionsloser Nieren-Lymphozyten von Tieren mit Pyelonephritis durch Beseitigung einer während Niereninfektionen gebildeten suppressorischen Zellpopulation wiederhergestellt werden konnten [21]. Die durch Beseitigung einer Zellpopulation erreichte Wiederherstellung der Fähigkeit von Milzlymphozyten, auf einen Immunreiz zu reagieren, ist ein sehr starker Hinweis darauf, daß es sich bei den entfernten Zellen um Suppressorzellen handelt. Ein noch überzeugenderer Beweis für die Aktivität der Suppressorzellen wäre der Nachweis, daß diese Zellen in der Lage sind, die Mitoseneigung normaler Milzlymphozyten in vitro zu unterdrücken. Dies wurde in der Tat mit Hilfe von Mischkulturen aus Milzlymphozyten normaler Tiere und aus Suppressorzellen, die 48h nach der Infektion von Tieren mit Pyelonephritis gewonnen worden waren, gezeigt. Suppressorzellen von Tieren mit Pyelonephritis waren in der Lage, die Mitoserate normaler Milzlymphozyten auf 12% der normalen Rate zu senken [5].

Diese experimentellen Befunde haben somit gezeigt, daß eine bakterielle Infektion des Nierenparenchyms im Immunsystem die Bildung von Antikörpern durch B-Lymphozyten verursacht, gleichzeitig aber die Immunkapazität der T-Lymphozyten erheblich beeinträchtigt. Dieses Verhalten des Immunsystems ist nicht ungewöhnlich; es gibt Hinweise darauf, daß die starke Reaktion eines Armes des Immunsystems mit der Beeinträchtigung anderer Immunmechanismen einhergehen kann [23]. Eine gegenseitige Beeinträchtigung zwischen humoraler und zellgebundener Immunität kann erhebliche Auswirkungen auf das Schicksal einer bakteriellen Infektion haben, vor allem, wenn die Reaktion der T-Zellen unterdrückt wird und einen bedeutsamen Teil der Schutzmechanismus des Wirtes darstellt.

Dieses Konzept wurde durch Ramshaw u. Mitarb. [24] entwickelt; sie zeigten, daß während einer Antikörperproduktion Helfer-T-Zellen, welche mit B-Lymphozyten bei der Synthese von Antikörpern zusammenwirken, für die Untetdrückung zellvermittelter Immunantworten verantwortlich sind; Bretsch [1] prägte hierfür den Begriff „zu viel Hilfe". Durch Behandlung von Versuchstieren mit Cyclophosphamid kam es zur Bildung einer Population von T-Lymphozyten, welche die Funktion der Helfer-T-Zellen so veränderte, daß die Antikörperproduktion vermindert und gleichzeitig die zellvermittelten Immunreaktionen von ihrer Unterdrückung entlastet wieder voll zu Geltung kamen [25].

Eine reziproke Immunantwort dieser Art kann für die Folgen einer bakteriellen Infektion bedeutend sein, vor allen Dingen, wenn die unterdrückte Reaktion ein im Prinzip wirksamer Schutzmechanismus ist, wie z.B. bei einer Pyelonephritis. Wir vermuten, daß die intensive Antikörperbildung infolge einer Pyelonephritis für einen Schutz des Makroorganismus nicht ausreicht und daß die Abwehrmechanismen an Effektivität gewinnen würden, wenn die unterdrückte zellvermittelte Abwehrfunktion wieder hergestellt werden könnte. Um diese Hypothese zu überprüfen, wurden an Pyelonephritis erkrankte Versuchstiere mit Cyclophosphamid behandelt; nach den weiter oben dargelegten Befunden ermöglicht dieses Medikament die Entwicklung einer Zellpopulation, welche die Aktivität der für die beeinträchtigte Reaktionsfähigkeit von Milzlymphozyten verantwortlichen Repressorzellen beeinflußt. Außerdem wird die humorale Immunantwort auf eine Infektion der Nieren durch Cyclophosphamid blokkiert, so daß der höchste Antikörpertiter weniger als 2% des bei Kontrolltieren beobachteten Wertes erreicht.

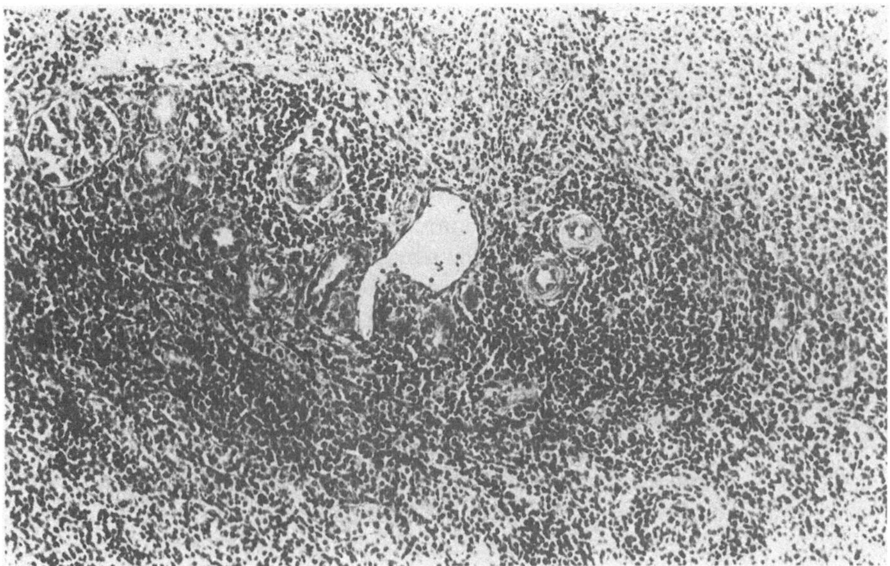

Abb. 1. Perivaskuläre Hüllen aus Plasmazellen in der Umgebung von Arteriolen nach einer Niereninfektion

Mit Cyclophosphamid behandelte Tiere mit Pyelonephritis hatten im Vergleich zu unbehandelten Tieren 28 Tage nach der Infektion signifikant weniger Bakterien in ihrer Niere. Das pyelonephritische Läsionen enthaltende Nierengewebe der mit Cyclophosphamid behandelten Tiere war häufig steril; in anderen Experimenten war es sogar nach langdauernder Behandlung mit in vitro voll wirksamen Antibiotika schwierig, das Gewebe keimfrei zu machen.

Wir haben derzeit folgende Vorstellungen über die immunbiologischen Mechanismen bei Pyelonephritis: eine explosionsartige Bakterienvermehrung ist der Stimulus für die Synthese zirkulierender und lokaler Antikörper und für die Bildung von Zellen, welche die zellvermittelten Immunmechanismen unterdrücken. Wegen dieser Imbalance in der Immunantwort des Wirtes kann sich die Infektion etablieren und persisistiert für lange Zeit. Die Imbalance wird durch Cyclophosphamid-Behandlung beseitigt; hierbei kommt es durch die Bildung einer Zellpopulation, welche die Aktivität der Suppressorzellen der Milz verändert, zu einer Vermehrung der Aktivität der T-Lymphozyten. Das Endresultat ist die Wiederherstellung einer wirksamen Immunantwort und eine Eliminierung der Niereninfektion.

Es gibt noch weitere Hinweise darauf, daß die Funktionsfähigkeit der T-Lymphozyten in der Niere beeinträchtigt werden kann. In vitro-Experimente haben gezeigt, daß normale Nierenzellen in der Lage sind, die Reaktionen von Rattenlymphozyten auf mitogene Substanzen aufzuheben. Dies ist nicht an die Gegenwart lebender Nierenzellen gebunden; ein lösliches Produkt aus zerstörten Nierenzellen war auch in der Lage, die mitogene Reaktion zu unterdrücken [20].

Die physikochemischen Eigenschaften dieses löslichen Produktes sprechen für die Möglichkeit, daß die wirksame Substanz ein Prostaglandin sein könnte. Dies gewinnt noch an Wahrscheinlichkeit dadurch, daß im Nierengewebe hohe Konzentrationen von Prostaglandinen gefunden worden sind. Insgesamt haben diese Untersuchungen eine Beziehung zwischen dem Persistieren der Infektion bei experimenteller Pyelonephritis und einer Beeinträchtigung der Stimulierbarkeit von T-Lymphozyten durch normales Nierengewebe gezeigt; die Studien unterstreichen die Bedeutung lokaler Faktoren für bestimmte Lymphozytenfunktionen.

Auch einige neuere histologische Beobachtungen sprechen dafür, daß die Umgebung eine normale Lymphozytenfunktion unterdrücken kann. Wir haben nach einer Niereninfektion perivaskuläre Hüllen aus Plasmazellen um Arteriolen gefunden (Abb. 1). Die Umgebung der Milzarteriolen wird allgemein als thymusabhängig angesehen; sie besteht fast vollständig aus T-Zellen. Bei postnatal thymektomierten Mäusen dagegen fand man in dieser Region gelegentlich statt der T-Zellen Plasma-Zellen. Ein ähnliches Phänomen findet man bei Mäusen nach Infektion mit den Malaria-Parasiten Placordium benghai und yoellii. Dies könnte die temporäre Immunsuppression während Malaria erklären [26]. Auf der Höhe der Parasitämie, während der Zeit der unspezifischen Immunsuppression, ist das thymusabhängige Areal ersetzt durch proliferierende lymphoide Zellen, von denen viele IgG enthaltende Plasmazellen sind [22]. Als Erklärung hierfür bietet sich an, daß die antigene Stimulation bei der Malaria so stark ist, daß eine abnorme Proliferation von B-Zellen in der thymusabhängigen Region verursacht wird.

Wir haben bereits die experimentellen Befunde erwähnt, die dafür sprechen, daß während der Niereninfektion durch die sehr schnelle Bakterienvermehrung eine intensive lokale Immunantwort mit B-Lymphozyten-Aktivierung und der Produktion spezifischer Antikörper gegen das Körperantigen des ursächlichen Erregers in Gang gesetzt wird. Es gibt viele Beispiele für die Veränderung der T-Zellaktivität durch eine B-Lymphozytenreaktion auf dasselbe Antigen [28]; der Gedanke drängt sich auf, daß die starke lokale Immunreaktion eine weitere Bremse für eine effektive zellvermittelte Immunantwort sein könnte.

Zusätzlich zur Modifikation von Immunreaktionen durch zelluläre Mechanismen können auch während einer Niereninfektion synthetisierte humorale Komponenten das Ergebnis einer Infektion beeinflussen. Serum von Versuchstieren mit Pyelonephritis ist in der Lage, die mitogene Reaktion von T-Lymphozyten gesunder Tiere erheblich zu reduzieren; allerdings war diese Beeinträchtigung der Lymphozytenfunktion nur nachweisbar, wenn das Serum an Pyelonephritis erkrankter Tiere schon 24 h vor der Zugabe des Mitogens Kontakt mit den Lymphozyten in der in vitro-Kultur gehabt hatte [21]. Die Natur der als Ergebnis einer Pyelonephritis gebildeten unterdrükkenden Substanzen ist nicht identifiziert; auch ist noch nicht klar, ob es sich bei diesem supprimierenden Serumfaktor um einen unspezifischen Inhibitor, um zytotoxisches Material oder um eine chemische Substanz mit Auswirkungen auf die Immunregulation handelt.

Die in dieser Übersicht dargelegten Konzepte der Immunbiologie bakterieller Niereninfektionen beruhen vor allem auf Tierversuchen. Obschon die Übertragung der Ergebnisse von Tierexperimenten auf den Menschen problematisch ist, hat die Nutzung von Tiermodellen mit gut charakterisierter Physiologie des Immunsystems viele Vorteile. Sicher ist wohl, daß im selben Maße, in dem die Wechselwirkung zwischen immunologischen Abwehrmechanismen und dem eindringenden Pathogen aufgeklärt werden, unser Verständnis der Immunbiologie der Pyelonephritis und der Immunmechanismen des Makroorganismus zunehmen wird.

Literatur

1. Bretscher PA (1974) Hypothesis. On the control between cell-mediated, IgM and IgG immunity. Cell Immunol 13:171
2. Clark H, Ronald AR, Cutler RE, Turk M (1969) The correlation between site of infection and maximal concentrating ability in bacteriuria. J Infect Dis 120:47
3. Cohen M (1972) Urinary tract infections in children. 1. Females aged 2 through 14, first two infections. Paediatrics 50:271
4. Cotran RS (1963) Retrograde proteus pyelonephritis in rats. Localization of antigen and antibody in treated sterile pyelonephritic kidneys. J Exp Med 117:813
5. Folch H, Waksman BH (1973) Regulation of lymphocyte responses in vitro. V. Suppressor activity of adherent and non-adherent rat lymphoid cells. Cell Immunol 9:12
6. Freedman LR (1967) Chronic pyelonephritis at autopsy. Ann Intern Med 66:697
7. Halverstadt DB, Leadbetter GW, Field RA (1966) Pyelonephritis in the diabetic. JAMA 195:139
8. Holmgren J, Smith JW (1975) Immunological aspects of urinary tract infections. Progr Allergy 18:289
9. Jodal U, Ahlstedt S, Carlsson B, Hanson LA, Lindberg U, Sohl A (1974) Local antibodies in childhood urinary tract infection. A preliminary study. Int Arch Allergy Appl Immunol 47:537
10. Kaye D, Rocha H (1970) Urinary concentrating ability in early experimental pyelonephritis. J Clin Invest 49:1427
11. Lehmann JD, Smith JW, Miller TE, Barnett JA, Sanford JP (1968) Local immune response in experimental pyelonephritis. J Clin Invest 47:2541
12. Lindblad BS, Ekengren K (1969) The long term prognosis of non-obstructed urinary tract infection in infancy and childhood after the advent of sulphonamides. Acta Paediatr Scand 58:25

13. Medici MA (1972) The immunoprotective niche – a new pathogenic mechanism for syphilis, the systemic mycoses and other infectious diseases. J Theor Biol 36:617
14. Miller TE, North D (1971) The cellular kinetics of the immune response in pyelonephritis. J Lab Clin Med 78:891
15. Miller TE, North D (1973) Studies of the local immune response to pyelonephritis in the rabbit. J Infect Dis 128:195
16. Miller TE, North D, Burnham S (1975) Acquiescent renal infection. Kidney Int 7:413
17. Miller TE, Simpson G, Ormrod D (1975) Quantitation of immunoglobulin bearing lymphocytes and the lymphocyte response to PHA in experimental pyelonephritis. Clin Exp Immunol 21:474
18. Miller TE, Burnham S, North JDK (1976) Immunologic enhancement in the pathogenesis of renal infection. Clin Exp Immunol 24:336
19. Miller TE, Layzell D, Stewart E (1976) The effect of chronic active pyelonephritis on renal function. Kidney Int 9:23
20. Miller TE, Scott L, Simpson G, Ormrod D (1976) Depression of the T lymphocyte response to phytohaemagglutinin by renal cells. Clin Exp Immunol 24:492
21. Miller T, Scott L, Stewart E, North D (1978) Modification by suppressor cells and serum factors of the cell-mediated immune response in experimental pyelonephritis. J Clin Invest 61:964
22. Morah CJ, Rivera VS, Turk JL (1973) The immunological significance of histological changes in the spleen and liver in mouse malaria. Clin Exp Immunol 13:467
23. Parish CR (1972) The relationship between humoral and cell-mediated immunity. Transplant Rev 13:35
24. Ramshaw IA, Bretscher PA, Parish CR (1976) Regulation of the immune response. I. Suppression of delayed type hypersensitivity by T cells from mice expressing humoral immune activity. Eur J Immunol 6:675
25. Ramshaw JA, Bretscher PA, Parish CR (1977) Regulation of the immune response II. Repressor T cells in cyclophosphamide – induced tolerant mice. Eur J Immunol 7:180
26. Salaman MH, Wedderburn N, Bruce-Chwatt JL (1969) The immunosuppressive effect of murine plasmodium and its interaction with murine oncogenic virus. J Gen Microbiol 59:383
27. Smith J, Holmgren J, Ahlstedt S, Hanson LA (1974) Local antibody production in experimental pyelonephritis: amount, avidity and immunoglobulin class. Infect Immun 10:411
28. Voisin G (1971) Immunological facilitation, a broadening of the concept of the enhancement phenomenon. Progr Allergy 15:328
29. Woods JW, Welt LG, Hollander W, Newton M (1960) Susceptibility of rats to experimental pyelonephritis following recovery from potassium depletion. J Clin Invest 39:28

Sachverzeichnis

Nierenbiopsie bei Kindern

Herausgeber: H. Olbing

Stellungnahme der Arbeitsgemeinschaft für pädiatrische Nephrologie

1979. 35 Abbildungen, 37 Tabellen. VII, 108 Seiten
DM 26,80; approx. US $ 15.90
ISBN 3-540-09651-5

Inhaltsübersicht: Einleitung. – Praxis der perkutanen Nierenbiopsie im Kindesalter – Bericht über eine Umfrage. – Technik der perkutanen Nierenbiopsie im Kindesalter. – Technik und Indikation der lumboskopischen Nierenbiopsie. – Indikationen für die Nierenbiopsie bei Kindern mit nephrotischen Syndromen, Glomerulonephritis und Proteinurie/Hämaturie. – Indikationen zur Nierenbiopsie bei akutem Nierenversagen und chronischer Niereninsuffizienz bei Kindern. – Komplikationen und Kontraindikationen von perkutaner und offener Nierenbiopsie bei Kindern. – Aufarbeitung von Nierenbiopsiegewebe für die Licht- und Elektronenmikroskopie. – Aufarbeitung des Biopsiegewebes für die Immunfluoreszenthistologie. – Neue klinische und patho-anatomische Aspekte bei der fokalen und segmentalen Sklerose/Hyalinose. – Nierenbiopsie beim Kind. – Zusammenfassung der abschließenden Podiumsdiskussion. – Sachverzeichnis.

Die Nierenbiopsie hat in den 20 Jahren seit ihrer ersten Anwendung beim Kind einen festen Platz in der Diagnostik gefunden. Durch methodische Verbesserungen wurde das Risiko für den Patienten erheblich verringert und die Aussagekraft der Befunde stark verbessert. Die Ergebnisse umfangreicher Untersuchungen der letzten Jahre über Korrelationen zwischen patho-histologischem Befund, klinischem Bild, Behandlungsaussichten und spontanem Krankheitsverlauf zwingen zu einer Neuformulierung der Indikationen zur Nierenbiopsie.

Die vorliegende Monographie bringt hierzu eine Stellungnahme der Arbeitsgemeinschaft für pädiatrische Nephrologie. In der überwiegenden Mehrzahl der Fälle kann die Bio-Biopsie auch bei Kindern perkutan durchgeführt werden. Es werden detaillierte Vorschläge für die technische Durchführung der Nadelbiopsie, die Fixierung von Gewebe für die Licht-, Immunfluoreszenz- und Elektronenmikroskopie sowie für die Vorbereitung und Nachbeobachtung der Patienten gemacht.

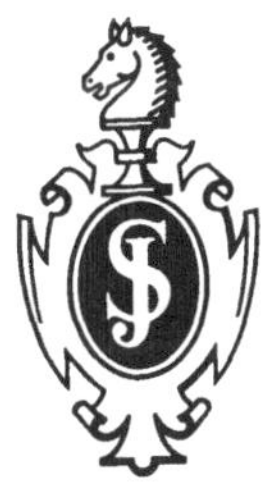

Springer-Verlag
Berlin
Heidelberg
New York

Ergebnisse der Inneren Medizin und Kinderheilkunde

Advances in Internal Medicine and Pediatrics

Herausgeber:
P. Frick, G.-A. von Harnack,
G. A. Martini, A. Prader,
H. P. Wolff

Neue Folge

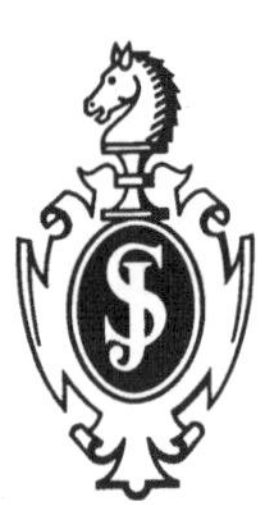

Springer-Verlag
Berlin
Heidelberg
New York

Band 39
1977. 48 Abbildungen, 32 Tabellen. IV, 182 Seiten (88 Seiten in Englisch)
Gebunden DM 102,90; approx. US $ 60.80
ISBN 3-540-08215-8

Chronic Hepatitis in Childhood. – Wegnersche Granulomatose. – Gastrointestinale Komplikationen akuter Leukämien. – Alpha-Chain Disease. – Therapeutic Effects of β-Adrenoceptor Blocking Agents in Hypertension. – Die Osteopetrosis Albers-Schönberg.

Band 40
1978. 39 Abbildungen, 27 Tabellen. III, 172 Seiten
Gebunden DM 88,–; approx. US $ 52.00
ISBN 3-540-08553-X

Lassa-Fieber. – Lithium und Endokrinum. – Polymyalgia rheumatica. – Sachverzeichnis. – Inhalt der Bände 1–40 der Neuen Folge.

Band 41
1978. 26 Abbildungen, 24 Tabellen. III, 227 Seiten
Gebunden DM 88,–; approx. US $ 52.00
ISBN 3-540-08985-3

Infektionen durch Chromobacterium, Serratia, Erwinia und Flavobacterium (sog. Chromobakteriosen). – Borderline Hypertension: Clinical and Pathophysiologic Significance. – Das Wiskott-Aldrich Syndrom.

Band 42
1979. 64 Abbildungen, 31 Tabellen. III, 222 Seiten (106 Seiten in Englisch)
Gebunden DM 88,–; approx. US $ 52.00
ISBN 3-540-09273-0

Die chronisch entzündlichen Darmkrankheiten. – Magnesium Malabsorption. – Twenty Years of Research on Urinary Tract Infections in Children: Progress and Problems. – Pseudohypoparathyroidism.

Band 43
1979. 47 figures, 30 tables. III, 185 pages (70 pages in German)
Cloth DM 78,–; approx. US $ 46.10
ISBN 3-540-09493-8

Die Alkoholembryopathie: Fakten und Hypothesen. – Pulmonary Sequestration. – Antiepileptica-Embryopathien. – Blood Pressure and Hypertension in Childhood and Adolescence.

Band 44
1980. 21 figures, 15 tables. III, 175 pages (36 pages in German)
Cloth DM 88,–; approx. US $ 52.00
ISBN 3-540-09869-0

The Clinical Significance of Trace Elements in Childhood. – Die Progressive Septische Granulomatose. – Cystic Fibrosis.